VEGAN KOCHBUCH FÜR ANFÄNGER

Für Eine Fleischlose Ernährung - Vegane Rezepte Für Berufstätige

(Vegan Kochen Für Anfänger - Einfache Und Schnelle Rezepte Und Gerichte Für Ein Gesundes Leben)

Swen Fuhrmann

Herausgegeben von Alex Howard

© **Swen Fuhrmann**

All Rights Reserved

Vegan Kochbuch Für Anfänger: Für Eine Fleischlose Ernährung - Vegane Rezepte Für Berufstätige (Vegan Kochen Für Anfänger - Einfache Und Schnelle Rezepte Und Gerichte Für Ein Gesundes Leben)

ISBN 978-1-77485-053-4

☐ Copyright 2021 - Alle Rechte vorbehalten.

Dieses Dokument zielt darauf ab, genaue und zuverlässige Informationen zu dem behandelten Thema und Themen bereitzustellen. Die Publikation wird mit dem Gedanken verkauft, dass der Verlag keine buchhalterischen, behördlich zugelassenen oder anderweitig qualifizierten Dienstleistungen erbringen muss. Wenn rechtliche oder berufliche Beratung erforderlich ist, sollte eine in diesem Beruf praktizierte Person bestellt werden.

- Aus einer Grundsatzerklärung, die von einem Ausschuss der American Bar Association und einem Ausschuss der Verlage und Verbände gleichermaßen angenommen und gebilligt wurde.

Es ist in keiner Weise legal, Teile dieses Dokuments in elektronischer Form oder in gedruckter Form zu reproduzieren, zu vervielfältigen oder zu übertragen. Das Aufzeichnen dieser Veröffentlichung ist strengstens untersagt und jegliche Speicherung dieses Dokuments ist nur mit schriftlicher Genehmigung des Herausgebers gestattet. Alle Rechte vorbehalten.

Die hierin bereitgestellten Informationen sind wahrheitsgemäß und konsistent, da jede Haftung in Bezug auf Unachtsamkeit oder auf andere Weise durch die Verwendung oder den Missbrauch von Richtlinien, Prozessen oder Anweisungen, die darin enthalten sind, in der alleinigen und vollständigen Verantwortung des Lesers des Empfängers liegt. In keinem Fall wird dem Verlag eine rechtliche Verantwortung oder Schuld für etwaige Reparaturen, Schäden oder Verluste auf Grund der hierin enthaltenen Informationen direkt oder indirekt angelastet.

Der Autor besitzt alle Urheberrechte, die nicht beim Verlag liegen.

Die hierin enthaltenen Informationen werden ausschließlich zu Informationszwecken angeboten und sind daher universell. Die Darstellung der Informationen erfolgt ohne Vertrag oder Gewährleistung jeglicher Art.

Die verwendeten Markenzeichen sind ohne Zustimmung und die Veröffentlichung der Marke ist ohne Erlaubnis oder Unterstützung durch den Markeninhaber. Alle Warenzeichen und Marken in diesem Buch dienen nur zu Erläuterungszwecken und gehören den Eigentümern selbst und sind nicht mit diesem Dokument verbunden.

INHALTSVERZEICHNIS

KAPITEL 1: WAS IST VEGANE ERNÄHRUNG ÜBERHAUPT? 1

KAPITEL 2: WAS MUSS ICH BEI DER VEGANEN ERNÄHRUNG BEACHTEN? 4

SCHOKOLADEN-HASELNUSS AUFSTRICH 7
VEGANES "RÜHREI" KURKUMA 8
VEGANES "RÜHREI" 9
COUSCOUS AUS 1001-NACHT 10
VEGANER QUARK MIT MANGOPÜREE 12
FRISCHKORNMÜSLI 13
ANANASDIP THAI-ART 14
CHIA-PUDDING MIT BEEREN 16
ERDBEER-PORRIDGE 17
AVOCADOTOAST 19
LINSENSALAT WARM 20
FRÜHSTÜCK 22
NACHO KÄSESAUCE 23
SALAT MIT RADIESCHEN UND AVOCADO 25
WAN-TAN GEFÜLLT 26
VEGANES KARTOFFELGULASCH MIT TOFU 27
VEGANE SPIEGELEIER 28
GRIECHISCHES AUBERGINENPÜREE 29
MATCHA-CREME 30
KNÄCKEBROT MIT AUFSTRICH 31
CRUMBLE MIT BEERENFRÜCHTEN 32
PUDDING MIT BASILIKUM SAMEN 34
SPARGEL-ORANGENSALAT 35
SANDWICH MIT GRILLGEMÜSE 36
GRAPEFUIT MIT ZIMT-PITAS 37
SPINAT MIT PFIFFERLINGEN 39
SUPPE MIT SELLERIE UND KARDAMOM 40
GEFÜLLTE PAPRIKA MIT SCHARF MARINIERTEM TOFU 42
VEGANES RÜHREI 44
MIT SCHNITTLAUCH KANNST DU DAS RÜHREI SERVIEREN 45
THAILÄNDISCHER MANGO-DIP 47
NUDELN MIT SPARGEL UND ERBSEN 48
MÖHREN-FENCHEL-SUPPE 50
QUINOABOWL 52
ORIENTALISCHE KAROTTENSUPPE MIT KORIANDER PESTO 53
BIRCHER MÜSLI 55

Dinkelbrot	56
Japanische Ramen-Nudeln	58
Bärlauchsuppe	59
Gefüllte vegane Cannelloni	60
Vegane Pizza mit Paprika	62
Rotkohlsalat mit Äpfeln	64
Chia-Pudding mit Beeren (Low Carb)	64
Banane mit Mandelmus	67
Gemüsepasta mit Pesto	68
Kürbissuppe	70
Rotkraut-Suppe mit Maroni & Preiselbeeren	71
Flammkuchen mit Champignons	72
Apfelbrot	73
Klare Asia-Suppe	75
Steirischer Back-Tofu- Salat	76
Pad-Thai-Salat	78
Türkische Pizza	80
Für den Belag:	*80*
Gemüseauflauf	82
Müsliriegel mit Amarant	84
Salat mit Kichererbsen	86
Milchreis weihnachtlich gewürzt	87
BulgurSalat	89
Grill-Kohlrabi	90
Couscous mit Mandeln	91
Spinat und Bockshornklee	92
Knusprige Grünkernlaibchen	94
Focaccia mit Oliven	95
Falafel Lunchbox mit Hummus und Salat	97
Marokkanische Bowl	99
Gemüsereis-Kohlpfanne	101
Brotsalat	103
Pink Smoothie zum Mitnehmen	106
Falsches Hummus	107
Gefüllte Tomaten mit schwarzem Reis	108
Gemüsebrühe	109
Kichererbsensalat mit Brokkoli	110
Kürbis Kohl Sabzi	111
Pad Thai	113
Grünes Thai- Curry	114
Sprößen-Salat	116
Salat aus roten Linsen	118

Tofu-Bolognese	119
Kokosnuss-Spinat-Suppe (Low Carb)	120
Haselnusskuchen mit Schokolade	122
Knusprige Rösti	124
Chili-Quinoa One Pot	125
Brokkoli Salat	128
Rohes Chili mit Champignons	129
Gefüllte Paprika	131
Gegrillte Auberginen und Zucchini	132
Veganer Nusszopf	134
Gefüllte Champignons	136
Rote Grütze	137
Wraps mit Paprikasalsa	*137*
Schwierigkeitsgrad: leicht	138
Erdnuss-Cookies	141
Pasta Aglio e Olio	143
Cranberry Bratapfel mit Nüssen	144
Mexikanischer Salat mit Kidneybohnen	145
Salat aus geröstetem Gemüse	147
Sauerampfer Suppe	148
Pilze im Backteig	149
Gebratene Zucchini	151
Glasierte Pastinakenstäbchen	152
Himbeer-Orangen-Smoothie	153
Jamaikanische Kartoffelsuppe mit Ananas	154
Grüner Start in den Tag	156
Spargel mit Sauce	157
Erdbeer-Shake mit Sojajoghurt	159
Mexikanisches Maissalat	160
Rote-Bete-Risotto	161
Rotwein-Tofu a la Sauerbraten	162
Schokomousse mit Beeren	164
Tropical Smoothie	166
Orangen-Ingwer-Smoothie	167
Reistopf jamaikanischer Art	168
Taler mit Möhren und Petersilienwurzeln	170
Matcha Cream mit Pistazien und Nüssen	171
Grüne Linsensuppe	172
Pizza	173
mit Tofu	174
Chai-Smoothie	175
Gemüsepfanne mit Erdnüssen und Mandeln	176

Exotischer Obstsalat	178
Kichererbsensuppe	179
Gemüselaibchen	180
Tofu-Reis Bowl	181
Matcha-Negri-Shake	183
geschmacklichen Tagesabschluss bildet.	184
Pfirsich Mus	186
Pilz Kartoffel Curry	187
Pannacotta mit Kokos	188
Pistou Suppe	189
Karotten-Erdnuss-Suppe	191

Kapitel 1: Was ist vegane Ernährung überhaupt?

Der Ursprung der veganen Ernährung ist in der vegetarischen Ernährung zu finden. Vegan lebende Menschen vermeiden alle Lebensmittel, die einen tierischen Ursprung haben. Genauer gesagt werden alle Produkte vermieden, die auf irgendeine Art und Weise eine Berührung mit Tieren hatten. Auch Gelatine, viele Fertigprodukte und Lebensmittel wie Milch, Eier und Käse werden vermieden. Es gibt auch noch Veganer, die aus ethischen Gründen auf Kleidung und Produkte, welche mit Tierversuchen in Verbindung gebracht werden, verzichten.

Warum sich ein Mensch entscheidet, vegan zu leben, ist unterschiedlich. Die meisten machen es wegen der Tierethik, dem Tierschutz, dem Klimawandel, der Welternährungsproblematik, der Gesundheit oder, um auf gesunde Weise abzunehmen.

In vielen Nahrungsmitteln sind tierische Anteile enthalten. Dadurch gibt es das Vegan-Siegel, auf welches man achten sollte.

Denn gerade die Fertig- oder auch die Tiefkühlprodukte sind oft mit tierischen Anteilen versetzt.

Ist eine vegane Ernährung gesund?

Jede Ernährungsform hat ihre Vor- und auch Nachteile, so auch die vegane Ernährungsform. Eines der Hauptprobleme ist, dass die vegane Ernährung bis heute kaum erforscht wurde. Man weiß lediglich, dass der Verzicht auf tierische Produkte nicht schädlich ist, wenn man weiterhin auf eine gesunde und ausgewogene Ernährung wert legt. Doch genau in diesem Punkt liegt oftmals die Schwierigkeit, denn eine ausgewogene Ernährung ist bei Veganern die größte Herausforderung. Die meisten Veganer haben zwar prima Werte von Beta-Carotin, Folsäure oder auch Vitamin C. In diesem Bereich sind die Werte oftmals viel besser als bei anderen, jedoch haben sie bei Kalzium, Eisen und einigen Fettsäuren immer wieder Defizite. Der Bedarf hierbei könnte mit pflanzlichen Mitteln abgedeckt werden. Auch das Vitamin C sollte man nicht aus den Augen verlieren und man sollte darauf verstärkt achten, denn dieses Vitamin ist wichtig, damit auch die anderen Vitamine und Mineralien aufgenommen werden können.

Viele Veganer leben gesünder als die Durchschnittsbevölkerung, auch, wenn sie Mängel aufweisen. Oftmals liegt es daran, dass sie auch auf Alkohol und Zigaretten verzichten, sie allgemein gesünder Leben und somit weniger schlechte Einflüsse kompensieren müssen. Jedoch ist die größte Gefahr in der Versorgung mit Vitamin B 12. Dieses ist für die

Zellteilung, Blutbildung und die Funktion des Nervensystems essenziell.

Zu finden ist dieses Vitamin überwiegend in tierischen Lebensmitteln, was die Aufnahme bei Veganern stark erschwert. Außerdem wird dieser Mangel erst nach drei bis fünf Jahren erkennbar, wenn die körpereigenen Speicher aufgebraucht sind. Diese Unterversorgung kann zu neurologischen Schäden führen, die in den meisten Fällen bleibende Schäden hinterlassen.

Wer sich also dauerhaft vegan ernähren möchte, der sollte dies in kleinen Schritten machen. Denn dann können sich der Körper und auch die Psyche viel besser darauf einstellen. Wer seine Essgewohnheiten radikal verändert, der verfällt oftmals in alte Muster zurück. Wenn man aber die Risiken der Unterversorgung im Kopf hat und diese dann mit den entsprechenden Präparaten ausgleicht, dann ist eine vegane Ernährung auf Dauer gesundheitsfördernd. Menschen, die an Diabetes-Typ 2, Übergewicht oder Rheuma erkrankt sind, können von der veganen Ernährung profitieren. Eine gründliche Information vor der Umstellung mit allen Nahrungsmitteln ist wichtig. Anschließend sollte eine langsame Umstellung erfolgen.

Kapitel 2: Was muss ich bei der veganen Ernährung beachten?

Es gibt auch bei der veganen Ernährung Regeln, wie bei jeder anderen auch. Wer sich vegan ernährt, muss zwingend darauf achten, dass er sich ausgewogen ernährt, denn sonst ist der Mensch unterversorgt, was auf seinen Körper langfristig keinen guten Einfluss hat. Menschen, die vorher vollkommen „normal" gegessen haben, haben mit der Umstellung große Probleme. Man sollte sich nicht ausschließlich auf Junk-Food-Vegan konzentrieren, mit dem Gedanken, Hauptsache es ist vegan. Eine gesunde und ausgewogene Ernährung ist wichtig und sollte auf jeden Fall beherzigt werden. Man sollte sich als Erstes ausführlich über die möglichen Defizite bei Vitaminen und Mineralien informieren, allen voran Vitamin B 12. Dies ist in fast keinen Pflanzen enthalten und somit muss es bei Bedarf mit der Einnahme von Supplementen (Nahrungsergänzungsmitteln) abgedeckt werden. Es gibt Pflanzen, die Vitamin B12 enthalten, allerdings ist noch nicht eindeutig geklärt, wie man dieses auch wirklich aufnehmen kann. Aufgrund dessen sollte man sich nicht darauf verlassen und seinen Vitamin-B12-

Haushalt nicht nur über die pflanzliche Ernährung abdecken. 3 µg am Tag braucht der Mensch an Vitamin B12. Es ist ein Speichervitamin und daher muss es nicht tagtäglich eingenommen werden. Die Vegan-Society rät, zwei bis drei Mal täglich Lebensmittel zu essen, welche mit Vitamin B12 angereichert sind., einmal täglich eines mit mindestens 10 µg einzunehmen oder einmal wöchentlich auf eines zurückzugreifen, welches 2.000 µg hat. Eine Überdosis in diesem Sinne wäre nicht gefährlich, denn auch einige Zahnpasta-Sorten sind mit Vitamin B12 angereichert.

Ebenso wichtig ist ein gesunder Omega-3-Haushalt. Diese Fettsäuren (EPA/DHA) sind überwiegend in Fisch zu finden. Dadurch muss auch hier ein anderer Weg gefunden werden. Den Bedarf kann man mit verschiedenen Ölen abdecken, denn gerade Leinöl, Walnussöl, Chiaöl und Hanföl sind reich an Omega-3-Fettsäuren. Eine andere Möglichkeit ist, Walnüsse, Leinsamen oder Chiasamen ins tägliche Essen mitaufzunehmen. Da Omega-3 sehr wichtig ist, sollte man diese Lebensmittel ohnehin so oft wie möglich in seinen Speiseplan aufnehmen.

Ein Eisenmangel ist bei Veganern recht selten. Wenn es doch einmal zu einem niedrigen Eisenspiegel kommt, dann sind Hülsenfrüchte eine sehr gute Abhilfe, ebenso wie Brennnesseln und rote Beete. Eisen sollte man in Verbindung mit Vitamin C zu sich nehmen. Frauen sind eher von einem Eisenmangel betroffen als Männer und sollten daher darauf achten. Gerade in Zeiten der

Periode ist zu empfehlen, verstärkt Lebensmittel mit Eisen zu essen. Ebenso ähnlich wie mit Eisen verhält es sich mit Zink. Ein Mangel ist selten, kann aber eben trotzdem entstehen. Die besten Quellen für Zink sind Hülsenfrüchte, Haferflocken, Sojaprodukte, Nüsse, Sesam und Kürbiskerne. Auch diese Lebensmittel sollten auf dem täglichen Speiseplan stehen.

SCHOKOLADEN-HASELNUSS AUFSTRICH

Portionen: 8 VORBEREITUNG: **10 MINUTEN** – ZUBEREITUNG: **12 MINUTEN** Proteinreich

Luftdicht verpackt hält der Aufstrich im Kühlschrank bis zu 5 Tage und im Gefrierer sogar bis zu 60 Tage.

- 150°C Backen
- 2 Tassen Haselnüsse
- 1-2 EL Kakaopulver
- 1 TL Stevia
- ½ TL Vanilleextrakt
- ¼ Tassen Wasser
- ½ TL gemahlener Kaffee

- 1) Ofen auf 150°C vorheizen und Backblech mit Backpapier auslegen
- Haselnüsse für 12 Minuten backen
- Alle Zutaten in einem Mixer oder Küchenmaschine geben.
- Gut vermixen und bei Bedarf Wasser dazugeben
- 5) Lagern oder für ein anderes Rezept verwenden

Kalorien: 239; Fett: 21g; Kohlenhydrate: 7g; Ballaststoffe: 5g; Protein: 6g

VEGANES "RÜHREI" KURKUMA

Nährwerte: Kalorien: 145,4 kcal, Eiweiß: 10,1 Gramm, Fett: 10,3 Gramm, Kohlenhydrate: 2 Gramm

Für eine Portion benötigst du:
1 Knoblauchzehe
1 Schalotte
60 Gramm Räuchertofu
1 EL Öl
1 Messerspitze Kurkuma, gemahlen
60 Gramm Seidentofu
Salz und Pfeffer
1 EL Kresse

So bereitest du dieses Gericht zu:
Schalotte, Knoblauch und Räuchertofu fein würfeln und im Öl anbraten.
Den Seidentofu mit der Gabel leicht zerdrücken und mit Kurkuma vermengen. Mit den restlichen Zutaten in Öl anbraten, salzen, pfeffern und vor dem Essen mit Kresse bestreuen.

VEGANES "RÜHREI"

Nährwerte:

- Kalorien: 145,4 kcal
- Eiweiß: 10,1 Gramm
- Fett: 10,3 Gramm
- Kohlenhydrate: 2 Gramm

Für eine Portion benötigst du:

- 1 Knoblauchzehe
- 1 Schalotte
- 60 Gramm Räuchertofu
- 1 EL Öl
- 1 Messerspitze Kurkuma gemahlen
- 60 Gramm Seidentofu
- Salz und Pfeffer
- 1 EL Kresse

So bereitest du dieses Gericht zu:

Schalotte, Knoblauch und Räuchertofu fein würfeln und im Öl anbraten. Den Seidentofu mit der Gabel leicht zerdrücken und mit Kurkuma vermengen. Mit den restlichen Zutaten in Öl anbraten, salzen, pfeffern und vor dem Essen mit Kresse bestreuen.

COUSCOUS AUS 1001-NACHT

Für: 4 Personen
Schwierigkeitsgrad: einfach
Dauer: 70 Minuten Gesamtzeit

Zutaten

2 EL Cashewnüsse oder Pinienkerne
250 g Couscous
0.5 TL Curry
1 EL Datteln, Feigen, Rosinen, Aprikosen
2 EL Karotten
0.5 TL Koriander (gemahlen)
1 Prise Pfeffer
2 Stk Paprikaschote (rote und grüne)
1 Prise Salz
1 TL Senfkörner
250 ml Wasser (kochend)
2 EL Zucchini gewürfelt

Zubereitung

Couscous in eine Pfanne geben und eine ganz kleine Menge Ghee, Sonnenblumenöl oder Olivenöl darin erhitzen. Die Senfkörner dazu geben bis sie springen.
Cashweknüsse dazu geben, alle Gewürze in Pfanne geben und alles hellgelb-braun anrösten.
Couscous mit dem Gemüse hinzufügen. Für ca. 2 Minuten schwach anschwitzen und etwas salzen. Mit

heißem Wasser ablöschen und die Trockenfrüchte untermischen.

Das Ganze in eine Auflaufform geben und im Ofen bei 80 Grad für 10 Minuten quellen lassen. Ab und an umrühren.

Couscous aus dem Ofen nehmen und servieren.

VEGANER QUARK MIT MANGOPÜREE

Für 1 Portion
Zubereitungszeit: ca. 10 Minuten
Schwierigkeitsgrad: leicht

Zutaten:
250 Gramm veganen Quark, beispielsweise von Alpro
2 Esslöffel gepuffter Amaranth
3 Esslöffel ungesüßtes Mangopüree
1 reife Mango

Zubereitung:

1. Die Mango vom Kern lösen und würfeln.

2. Quark mit den übrigen Zutaten vermischen oder nach Belieben das Püree und die Mango einfach über den Quark geben.

FRISCHKORNMÜSLI

Ergibt 4 Portionen

Fertig in: 10min Schwierigkeit: leicht

120g gemischte Getreidekörner Ggf. Rosinen Ggf. Trockenobst 300g Sojajoghurt	1 Orangen 1 Apfel 1 Birne 2EL Walnüsse 2EL gehackte Mandeln

LOS GEHT´S

1. Das Getreide grob schroten, mit Wasser zu einem dicken Brei rühren und über Nacht quellen lassen. Nach Belieben einige Rosinen und kleingeschnittene Trockenfrüchte hinzugeben.
2. Banane schälen und mit einer gabel zerdrücken. Birne und Apfel waschen, entkernen und in kleine Stücke schneiden. Orange schälen und in kleine Stücke schneiden.
3. Dann Obst, gehackte Nüsse und Joghurt hinzugeben und alles gut vermischen.
4. Servieren und genießen.

ANANASDIP THAI-ART

Dieser Dip besticht durch die Süße der Ananas und der Säure des Balsamico Bianco, abgerundet durch die Schärfe der Chili – ein Geschmackserlebnis der besonderen Art. Gut geeignet ist der Dip vor allem zu Fondue, zu Gegrilltem oder auch zu Tortilla-Chips.

Schwierigkeitsgrad: leicht
Portionen: 2
Zubereitungsdauer: 30 Minuten
Koch-/Backzeit: 30 Minuten

ZUTATEN

40 g Ingwer
100 g Petersilienwurzel
160 g brauner Zucker
200 g Ananassaft
400 g Ananas
150 ml Balsamico Bianco
3 Chilischoten
4 Knoblauchzehen

ZUBEREITUNG

Mit der Vorbereitung der Zutaten beginnen. Dafür zunächst den Ingwer schälen und in kleine Stücke hacken, gleiches mit den Knoblauchzehen wiederholen. Die Petersilienwurzel sowie die Ananas ebenfalls schälen, anschließend in kleine Würfel schneiden. Die Chilischoten danach zunächst der Länge nach aufschneiden, dann entkernen und fein hacken.

Alle Zutaten dann zusammen in einen Topf geben und für rund 10 Minuten kochen lassen.

Den Topfinhalt im Anschluss mithilfe eines Pürierstabs zu einer einheitlichen Masse pürieren, welche dann solange auf mittlerer Hitze weitergekocht wird, bis sie sich auf etwa 500 Gramm reduziert hat. Dabei stets umrühren, sodass die Masse sich nicht ansetzen kann.

Den Dip im noch heißen Zustand in Schraubgläser umfüllen und umgehend den Deckel heraufschrauben.
TIPP: Um die übrig gebliebenen Reste der Ananas zu verwerten können sowohl die Schale als auch der Strunk in kleine Stücke geschnitten und zusammen mit 1 Liter Wasser und einer kleinen Menge Zucker für rund 30 Minuten in einem Topf gekocht werden. Anschließend durch ein Tuch geseiht ergibt sich ein leichter Ananassaft.

CHIA-PUDDING MIT BEEREN

Für ein veganes Frühstück ist ein Chia-Pudding in vielen Varianten ideal. Hier eine Basisvariante für 2 Portionen:
Zutaten:
100 ml Kokosdrink (oder Hafer-, Soja- und Mandelmilch)
40 Gramm Chia
150 Gramm Himbeeren (TK)
2 EL Agavendicksaft (nach Geschmack)
50 Gramm Mandelblättchen
½ Banane
Zubereitung:
1. Den Kokosdrink mit der gleichen Menge an Wasser mischen und die Chiasamen hinzufügen. Nach gutem Umrühren muss die Mischung für einige Stunden im Kühlschrank quellen.

2. Die Himbeeren pürieren und mit Agavendicksaft süßen. Die Banane in Scheiben scheiben.

3. Dann werden die Mandelblättchen in einer Pfanne fettfrei angeröstet. Auf den Chia-Pudding kommt die Himbeersauce. Der Pudding wird mit Mandelblättchen und Bananenscheiben dekoriert.

ERDBEER-PORRIDGE

Zubereitungszeit: 20 Minuten
2 Portionen

Zutaten:
100 g Haferflocken
100 ml Mandeldrink
100 ml Wasser
200 g Erdbeeren
1 EL Rapsöl
2 TL Ahornsirup
¼ Vanilleschote
½ TL Zimt
Salz

Zubereitung:

Mandeldrink und Wasser in einen Topf füllen und auf dem Herd zum Kochen bringen. Haferflocken und eine Prise Salz einrühren. Für 5-10 Minuten bei niedriger Hitze abgedeckt köcheln lassen. Gelegentlich umrühren. Topf vom Herd nehmen und die Flocken noch ein wenig quellen lassen.
Erdbeeren waschen, putzen und vierteln. Vanilleschote längs halbieren und das Mark mit einem scharfen Messer auskratzen.
Rapsöl und Ahornsirup in einer Pfanne erhitzen. Vanillemark und Zimt einrühren. Danach die

Erdbeerviertel hinzufügen und für 2-3 Minuten bei niedriger Hitze leicht karamellisieren lassen.

Haferflocken in zwei Schälchen oder auf zwei Tellern anrichten und die karamellisierten Erdbeeren darüber anrichten.

Lauwarm oder kalt servieren.

AVOCADOTOAST

Kalorien: 203,6 kcal | Eiweiß: 4,6 g | Fett: 10,6 g | Kohlenhydrate: 20,6 g

Zubereitungszeit: 10 Minuten

Zutaten für eine Portion:

2 Scheiben Toastbrot | 1/4 Avocado | ein Spritzer Zitronensaft | 1 EL Apfelsaft naturtrüb | 1 TL Koriander gehackt | eine Prise Steinsalz | Pfeffer | 1 TL Schnittlauchringe

Zubereitung:

Die Toastscheiben toasten. Die Avocado mit dem Zitronensaft, dem Apfelsaft, dem Koriander, dem Salz und dem Pfeffer in einen tiefen Teller geben. Mit einer Gabel fein zerdrücken und auf dem Toast verstreichen. Mit dem Schnittlauch bestreuen und genießen.

LINSENSALAT WARM

2			Portionen
250	gr	rote	Linsen
2			Paprika
½			Gurke
1			PriseSalz
1			PrisePfeffer
Für	das		Dressing
3	EL		Olivenöl
1	gepresste		Zitrone

Spülen Sie die roten Linsen zuerst kurz mit Wasser ab, damit sie vom Staub befreit sind. Danach lassen Sie sie laut Packungsanweisung in einer leichten Gemüsebrühe weich kochen.

Zwischenzeitlich können Sie die Paprika in mundgerechte Stücke schneiden. Entkernen Sie die Gurken und schneiden Sie sie ebenso klein.

Danach werden die weich gekochten Linsen abgeseiht und gemeinsam mit dem zerkleinerten Gemüse in eine Schüssel gegeben.
Geben Sie für das Dressing das Olivenöl mit dem Zitronensaft über den Salat und mischen Sie alles gut durch. Danach können Sie je nach Bedarf auch noch mit Salz und Pfeffer würzen. Servieren Sie den Salat

noch warm, so schmeckt er am besten.

FRÜHSTÜCK

Power-Frühstück

Zubereitungszeit: 5 Minuten

Portionen: 1

Zutaten:
- 200 ml Hafermilch
- 4 EL Haferflocken
- 4 EL Chiasamen
- 100 g TK Waldbeeren
- 2 EL geriebene Haselnüsse

Zubereitung:
Die Beeren auftauen lassen und im Anschluss mit den anderen Zutaten in einer Schüssel vermengen.

Die Schüssel dann für 15 Minuten im Kühlschrank stehen lassen, sodass die Chiasamen aufquellen. Wer es etwas süßer mag, kann das Frühstück mit Honig oder Zimt verfeinern.

NACHO KÄSESAUCE

Portionen: 2 - VORBEREITUNG: **10 MINUTEN** – ZUBEREITUNG: **15 MINUTEN**   Fingerfood

Wenn Sie einen milder schmeckenden Nacho-Käse bevorzugen, fügen Sie die Nährhefe nach und nach hinzu.

Mittlere Hitze

- 500g Kartoffeln, geschält und in mundgerechte Stücke geschnitten
- 175g Karotten, geschält und gewürfelt
- 6 EL Wasser
- 75g Nährhefeflocken
- 1 EL Knoblauchpulver
- 5 EL natives Olivenöl
- 1 EL Zitronensaft
- 1 EL Vollkorn-Senf
- 1 EL weißes Miso

21)
1) In einer mittelgroßen Pfanne Wasser zum Kochen bringen.
2) Kartoffeln und Karotten in das kochende Wasser geben und 15 Minuten kochen lassen.
3) Aus dem Wasser nehmen und zusammen mit den anderen Zutaten vermixen, bis eine dicke cremige Sauce entsteht.
4) Sofort servieren oder im Kühlschrank, bis zu 2 Wochen aufbewahren.

- 1 TL Tabasco Sauce
- ¼ TL Meersalz

20)

Kalorien: 28; Fett: 1g; Kohlenhydrate: 3g; Ballaststoffe: 1g; Protein: 1g

SALAT MIT RADIESCHEN UND AVOCADO

Nährwerte: Kalorien: 312,5 kcal, Eiweiß: 5,3 Gramm, Fett: 25,7 Gramm, Kohlenhydrate: 12,6 Gramm

Für eine Portion benötigst du:
1 Avocado
4 Radieschen
1/2 Paprika, gelb
2 Blätter Salat
Saft einer Zitrone
1 EL Walnussöl
Salz und Pfeffer
1 EL geröstete und gehackte Mandeln

So bereitest du dieses Gericht zu:
Das Gemüse würfeln, in eine Schüssel geben und vermengen. Aus den restlichen Zutaten ein Dressing rühren und den Salat damit marinieren. Für 15 Minuten ziehen lassen und anrichten.

WAN-TAN GEFÜLLT

Nährwerte:

- Kalorien: 191,9 kcal
- Eiweiß: 5,6 Gramm
- Fett: 11,9 Gramm
- Kohlenhydrate: 14,1 Gramm

Für eine Portion benötigst du:

- 6 Wan- Tan Blätter
- 30 Gramm Räuchertofu
- 2 Champignons
- 1 Frühlingszwiebel
- 1/2 Chili
- etwas Salz
- Öl zum Frittieren

So bereitest du dieses Gericht zu:

Tofu, Champignons, Frühlingszwiebel und Chili fein hacken und mit Salz würzen. Die Wan Tan Blätter mittig damit belegen und einklappen. Den Teig mit feuchten Fingern gut verschließen und bei etwa 180° Celsius für ca. 2 Minuten im Öl frittieren.

VEGANES KARTOFFELGULASCH MIT TOFU

Für: 2 Personen
Schwierigkeitsgrad: normal
Dauer: 50 Minuten Gesamtzeit

Zutaten

450ml Gemüsesuppe
400g Erdäpfel, mehlig
350g Polpa
150g Räuchertofu
2Stk Knoblauchzehen
2EL Sonnenblumenöl
2Stk gelbe Zwiebeln
1EL Majoran, frisch
0.5Tr Paprikapulver, scharf

Zubereitung

Zwiebel, Knoblauch und Kartoffeln schälen und hacken.
In einem Topf zunächst die Zwiebel anschwitzen, danach den Knoblauch, Polpa und die Kartoffeln sowie das Paprikapulver hinzufügen.
Gemüsesuppe mit den Lorbeeren dazu geben und das Ganze für knappe 20 Minuten köcheln lassen.
Räuchertofu in Würfel schneiden.
Tofu zum Gulasch geben, salzen und pfeffern und mit Majoran servieren.

VEGANE SPIEGELEIER

Für 4 Spiegeleier
Zubereitungszeit: 10 Minuten
Schwierigkeitsgrad: leicht

Zutaten:
2 Esslöffel EyGelb
2 Esslöffel EyWeiß
1 Prise Kala Namak
Sonnenblumenöl
Wasser

Zubereitung:
1. Ey-Pulver in der dreifachen Menge Wasser anrühren und EyWeiß mit Kala Namak würzen.
2. Öl erhitzen und mit dem Löffel 4 Portionen EyWeiß in das heiße Öl geben. Auf jede EyWeiß-Portion einen Löffel EyGelb geben.
Die veganen Spiegeleier schmecken gut auf Vollkorntoast.

GRIECHISCHES AUBERGINENPÜREE

Ergibt 4 Portionen

Fertig in: 100min Schwierigkeit: leicht

2 große Auberginen

1 Zwiebel

6EL Olivenöl

Salz und Pfeffer

4 Scheiben Vollkornbrot

LOS GEHT´S

1. Zwiebel schälen und würfeln.
2. Auberginen mit einer Gabel mehrfach einstechen und im Backofen bei 250 Grad so lange erhitzen, bis die äußere Schicht fast verkohlt ist.
3. Das weiche Auberginenmark vorsichtig mit einem Löffel aus der gerösteten Haut kratzen und pürieren.
4. Zwiebel und Olivenöl hinzu geben und zu einer glatten Paste verrühren. Mit Salz und Pfeffer würzen.
5. Das Püree 1 bis 2 Stunden kalt stellen und vor dem Anrichten auf die Vollkornbrotscheiben streichen.
6. Servieren und genießen.

MATCHA-CREME

Matcha ist wohl einer der bekanntesten Superfoods – hier wird der Matcha zu einer schmackhaften Creme verarbeitet, die vor allem zu Süßspeisen als Topping gut passt.

Schwierigkeitsgrad: leicht
Portionen: 2
Zubereitungsdauer: 5 Minuten

ZUTATEN

100 g Cashew
200 ml Wasser
2 Esslöffel Kokosöl
2 Esslöffel Matchapulver
2 Prisen Bourbon-Vanille-Aroma
2 Prisen Salz

ZUBEREITUNG

In einem Mixer die vollständigen Zutaten für die Creme zu einer einheitlichen, cremigen Konsistenz verrühren.

Die Matcha-Creme dann umfüllen und zu Süßspeisen oder als Beilage servieren.

KNÄCKEBROT MIT AUFSTRICH

Manchmal muss es morgens ganz schnell gehen und die Zeit zum Zubereiten von Rezepten ist kaum vorhanden. In diesem Fall kannst du ruhig einmal zu einem Knäckebrot mit Aufstrich greifen.

Zutaten:
2 Scheiben veganes Knäckebrot mit Leinsamen
Ein wenig veganer Aufstrich
Rucola, eventuell Champignons oder Tomaten
Gewürze

Zubereitung:
1. Bestreiche das Knäckebrot mit dem veganen Aufstrich und verteile den gewaschenen Rucola darauf.

2. Nach Wunsch kannst du dieses Frühstück mit Tomaten-, Gurken oder Champignonscheiben abrunden.

CRUMBLE MIT BEERENFRÜCHTEN

Zubereitungszeit: 50 Minuten
2 Portionen

Zutaten:
125 g Erdbeeren
125 g Heidelbeeren
50 g Haferflocken
2 EL Reismehl
2 TL Kokosöl
1 TL Maisstärke
2 TL Wasser
2 TL Ahornsirup
Salz

Zubereitung:

Ofen auf 180 Grad Ober- und Unterhitze vorheizen.
Erdbeeren waschen, putzen und in dünne Scheiben schneiden. Heidelbeeren waschen. In eine Schüssel geben und mit einer Gabel zerdrücken.
Wasser und Maisstärke in einem Topf verrühren. Beeren hinzufügen und bei niedriger Temperatur für 5-8 Minuten köcheln lassen. Gelegentlich umrühren.
In der Zwischenzeit die Haferflocken mit dem Reismehl und einer Prise Salz vermengen.
1 TL Kokosöl und Ahornsirup in einer Pfanne erhitzen und die Haferflockenmischung hinzufügen. Für 5-8 Minuten bei mittlerer Temperatur unter ständigem

Rühren köcheln lassen, bis die typischen Klümpchen eines Crumbles entstanden sind. Pfanne vom Herd nehmen.

Eine kleine Auflaufform mit dem restlichen Kokosöl einfetten und erst die Beeren und danach die Haferflocken darin verteilen.

Auf mittlerer Schiene für 25-30 Minuten backen.

Aus dem Ofen holen, ein wenig auskühlen lassen und mit einem Pflanzendrink nach Wahl servieren.

PUDDING MIT BASILIKUM SAMEN

Kalorien: 106 kcal | Eiweiß: 1,8 g | Fett: 3,4 g | Kohlenhydrate: 16,4 g

Zubereitungszeit: 30 Minuten

Zutaten für eine Portion:

50 Gramm Basilikum Samen | 250 ml Walnussmilch | 1 TL Zucker | eine Messerspitze Vanillezucker | eine Messerspitze Limettenabrieb | eine Prise Steinsalz

Zubereitung:

Alle Zutaten mit einander vermischen. In eine Schale füllen und für 20 Minuten quellen lassen.

SPARGEL-ORANGENSALAT

4			Portionen
2			Orangen
300	gr	grüner	Spargel
60	gr		Feta
50	gr		Brunnenkresse
2	TL		Mohn
2	EL		Olivenöl
1		rote	Zwiebel
1	TL		Zucker
1	EL		Essig

Schneiden Sie zuerst die holzigen Enden vom Spargel weg, dann blanchieren Sie ihn für etwa 2 Minuten in kochendem Salzwasser. Schrecken Sie ihn danach mit kaltem Wasser ab.
Filetieren Sie eine der Orangen, schälen und schneiden Sie die Zwiebel klein und waschen Sie die Brunnenkresse. Richten Sie die Orange, die Zwiebelstücke und die Brunnenkresse bereits auf einem Teller an.
Für das Dressing pressen Sie die zweite Orange aus und reiben Sie die Schale ab. Mischen Sie den Saft dann zusammen mit dem Mohn, dem Essig und dem Zucker in einer Schüssel und heben Sie das Olivenöl unter. Träufeln Sie das Dressing über den bereits angerichteten Salat und zerbröseln Sie den Fetakäse darüber. Schmecken Sie alles noch mit Salz und Pfeffer ab und servieren Sie den Salat.

SANDWICH MIT GRILLGEMÜSE

Zubereitungszeit: 30 Minuten

Portionen: 4

Zutaten:
- 1 Lollo Rosso
- 2 Zucchini
- 2 Auberginen
- Etwas Salz und Pfeffer
- 2 Ciabattas
- 4 EL Olivenöl
- 3 EL Basilikum, gehackt
- 2 rote Paprikaschoten

Zubereitung:

1. Zucchini und Auberginen waschen und klein schneiden. Paprika waschen, halbieren, entkernen und in Streifen schneiden. Salat verlesen und in Stücke schneiden.
2. Dann in einer Grillpfanne das Gemüse mit dem Öl für 5 Minuten grillen lassen. Anschließend auf einem Küchenpapier abtropfen lassen und würzen.
3. Ciabatta für 5 Minuten im Ofen rösten. Dann kurz auskühlen lassen, halbieren und zuerst mit Salat und anschließend mit dem Gemüse belegen. Mit Basilikum bestreuen und die zweite Brothälfte drüberlegen.

GRAPEFUIT MIT ZIMT-PITAS

Portionen: **2** - VORBEREITUNG: **10 MINUTEN** – ZUBEREITUNG: **15 MINUTEN**   Süss

Eine Grapefruit passt wunderbar zum Frühstück Das Karamellisieren verleiht ihr eine leichte Süße, die sich perfekt mit dem Pita kombinieren lässt.

190°C Backen
- 2 Vollkornpitas, in Stücke geschnitten
- 2 EL Kokosöl
- 1 EL gemahlener Zimt
- 2 EL brauner Zucker
- 1 Grapefruit, halbiert
- 2 EL reiner Ahornsirup oder Agave

1) Ofen auf 190°C vorheizen und Backblech mit Backpapier auslegen.
2) Pitas auf dem Backblech verteilen und mit Kokosöl einfetten.
3) In einer kleinen Schüssel Zimt und braunen Zucker vermengen und über die Pitas streuen.
4) Für 8 Minuten lang backen und beiseitestellen.
5) Grapefruithälften auf das Backblech legen und Ahornsirup über die Oberseite streuen.
6) Solange braten bis der Sirup anfängt zu kristallisieren. Ungefähr 3-5 Minuten.

Kalorien: 278; Fett: 4g; Kohlenhydrate: 46g; Ballaststoffe: 8g; Protein: 6g

SPINAT MIT PFIFFERLINGEN

Nährwerte: Kalorien: 86,8 kcal, Eiweiß: 2,4 Gramm, Fett: 5,6 Gramm,

Kohlenhydrate: 6 Gramm

Für eine Portion benötigst du:
1 rote Zwiebel
2 Knoblauchzehen
50 Gramm Pfifferlinge
1 Chili, gehackt
2 EL Kokosöl
1 Prise Rohrzucker
1/2 Spitzpaprika
20 Gramm Baby-Blattspinat
1 EL Sojasauce

So bereitest du dieses Gericht zu:
Alles Gemüse klein schneiden und mit dem Kokosöl im Wok anbraten. Mit Rohrzucker und Sojasauce würzen, den Blattspinat grob hacken, unterheben, für 5 Minuten braten und anrichten.

SUPPE MIT SELLERIE UND KARDAMOM

Nährwerte:

- Kalorien: 101,1 kcal
- Eiweiß: 2,2 Gramm
- Fett: 5,5 Gramm
- Kohlenhydrate: 4,2 Gramm

Für eine Portion benötigst du:

- 100 Gramm Sellerie
- 2 Knoblauchzehen
- 1 TL Öl
- 1 Spritzer Vermouth
- 200 ml Gemüsebrühe
- 1 Lorbeerblatt
- 1 Messerspitze Kardamom gemahlen
- 1 Prise Piment
- Salz und weißer Pfeffer
- 1 TL Schnittlauch-Röllchen

So bereitest du dieses Gericht zu:

Sellerie und Knoblauch klein schneiden und im Öl anrösten. Mit Vermouth ablöschen und mit Brühe aufgießen. Lorbeerblatt, Kardamom, Piment, Salz und weißen Pfeffer hinzugeben und für 8 Minuten kochen.

Das Lorbeerblatt herausnehmen, die Suppe pürieren, anrichten und mit Schnittlauch garnieren.

GEFÜLLTE PAPRIKA MIT SCHARF MARINIERTEM TOFU

Für: 2 Personen
Schwierigkeitsgrad: einfach
Dauer: 35 Minuten Gesamtdauer

Zutaten

8 Paprika klein
250 g Tofu
2 Zuckermaiskolben
1 Jalapeño
5 Tropfen Chili-Öl
3 EL Maisöl
1 Zwiebel
50 g Kalamata-Oliven entkernt
1 Limone davon die Schale

Zubereitung

Paprika oben aufschneiden, Trennwände und Kerne entfernen. Den Tofu in Würfel schneiden und mit Chili-Öl, Zwiebel, Jalapeños (in feinen Ringen), Limonenschale und Maisöl marinieren.

vom Kobel entfernen und in einer Pfanne mit Olivenöl erhitzen bis die Körner weich sind.

Limonenschale aus der Marinade nehmen und die Maiskörner rein geben. Die Oliven hinzufügen und Paprikaschoten damit füllen.

Den Deckel der Paprika auf die Paprika geben und in eine Ofenform geben. Die Paprika mit der Marinade übergießen und das Ganze 25 Minuten bei 180 Grad im Ofen garen lassen.

VEGANES RÜHREI

Für 1 Portion
Zubereitungszeit: ca. 15 Minuten
Schwierigkeitsgrad: leicht

Zutaten:
100 Gramm Naturtofu
½ Zwiebel
1 Esslöffel stilles Mineralwasser
½ Teelöffel Kurkuma
Salz und Pfeffer
Etwas Schnittlauch
Etwas Sonnenblumenöl

Zubereitung:
Zwiebel fein hacken, Tofu zerdrücken. Sonnenblumenöl erhitzen und Tofu mit Zwiebel und Kurkuma 3 Minuten anbraten. Der Tofu sollte golden werden.
Gib Mineralwasser und Gewürze dazu und verrühre alles gut.

MIT SCHNITTLAUCH KANNST DU DAS RÜHREI SERVIEREN.

Chili sin Carne
Ergibt 2 Portionen

Fertig in: 25min Schwierigkeit: leicht

1 Paprika	1 EL Sesamöl
1 Dose Mais	150ml Gemüsebrühe
1 Dose Kidneybohnen	Paprikapulver
2 Dose gehackte Tomaten	Salz und Pfeffer
1 Zwiebel	Petersilie zum Verzieren

LOS GEHT´S

1. Paprika waschen, entkernen, vom Strunk entfernen und in kleine Würfel schneiden. Kidneybohnen in einen Sieb geben und abtropfen lassen. Zwiebel schälen und klein hacken.
2. Öl in einem Topf erhitzen und Zwiebeln glasig dünsten.
3. Paprika hinzugeben und leicht anbraten.
4. Gehackte Tomaten, Mais, Kidneybohnen und Gemüsebrühe hinzugeben und 10 Minuten bei geschlossenem Deckel köcheln lassen.
5. Mit Salz, Pfeffer und Paprikapulver abschmecken.

6. Auf Teller geben und Petersilie zum Verzieren nutzen.
7. Servieren und genießen.

THAILÄNDISCHER MANGO-DIP

Dieser Mango-Dip lässt sich besonders gut in der wärmeren Jahreszeit zu Speisen wie beispielsweise Sommerrollen anreichen. Ein fruchtig, süßes Geschmackserlebnis.

Schwierigkeitsgrad: leicht
Portionen: 2
Zubereitungsdauer: 10 Minuten

ZUTATEN

1 Esslöffel Reisessig
3 Esslöffel Thai Chili Sauce
½ Bund Thai Basilikum
2 Zentimeter Ingwer
1 Mango

ZUBEREITUNG

Für den Mango-Dip zunächst den Ingwer schälen und fein hacken.

Die Mango schälen, den Kern entfernen und das Fruchtfleisch in grobe Würfel schneiden.

Dann das Thai Basilikum zerhacken und zusammen mit dem gehackten Ingwer und den Mangowürfeln zu einer homogenen Masse pürieren.

NUDELN MIT SPARGEL UND ERBSEN

Ganz ohne Nudeln geht es nicht und manchmal müssen es auch die echten sein. Nimm hierfür einfach glutenfreie Nudeln oder solche aus Mais oder aus roten Linsen.
Zutaten:

250 Gramm Nudeln (glutenfrei oder Low Carb Nudeln)
½ Bund grüner Spargel
100 Gramm Erbsen, TK
1 Zehe Knoblauch
Schale von einer Bio-Zitrone
Salz, Pfeffer, Pflanzenöl und etwas Minze
Zubereitung:
1. Koche die Nudeln nach der Packungsanleitung.

2. Schneide die Enden vom Spargel ab und schneide diesen in Streifen. Jetzt blanchierst du den Spargel zusammen mit den Erbsen für 5 Minuten in ein wenig Salzwasser.

3. Brate die gehackte Knoblauchzehe in Öl an und gebe Nudeln, Gemüse und die Zitronenschale dazu. Nun kannst du alles mit Salz und Pfeffer abschmecken.

MÖHREN-FENCHEL-SUPPE

Zubereitungszeit: 25 Minuten
2 Portionen

Zutaten:
2 mittelgroße Möhren
1 kleine Kartoffel
1 kleine Süßkartoffel
30 g Lauch (grüner Anteil)
1 TL Knoblauchöl
2 TL Olivenöl
350 ml Gemüsebrühe
60 ml Mandelmilch
1 TL Fenchelsamen
Frischer Koriander
Salz und Pfeffer

Zubereitung:

Lauch waschen und in dünne Ringe schneiden. Möhren, Kartoffel und Süßkartoffel waschen, schneiden und in kleine Würfel schneiden. Knoblauchöl und 1 TL Olivenöl in einem Topf erhitzen und den Lauch für 1-2 Minuten anbraten. Danach das restliche Gemüse hinzufügen und für weitere 2-3 Minuten anbraten.

Mit der Brühe ablöschen, kurz aufkochen lassen und danach abgedeckt für weitere 10-15 Minuten bei mittlerer Temperatur köcheln lassen.

In der Zwischenzeit den Koriander waschen, trocken schütteln und fein hacken.

Das übrige Olivenöl in einer Pfanne erhitzen und die Fenchelsamen darin für 1-2 Minuten anbraten. Nun den frisch gehackten Koriander hinzufügen und für weitere 1-2 Minuten anbraten.

Topf mit dem Gemüse vom Herd nehmen und die Masse mit einem Stabmixer pürieren. Nun die Fenchelsamen und den Koriander sowie die Mandelmilch einrühren und mit Salz und Pfeffer abschmecken.

Auf zwei Tellern oder in zwei Schälchen anrichten und servieren.

QUINOABOWL

Kalorien: 339,5 kcal | Eiweiß: 13,7 g | Fett: 11,3 g | Kohlenhydrate: 43,6 g

Zubereitungszeit: 30 Minuten

Zutaten für eine Portion:

70 Gramm Quinoa | 140 ml Gemüsebrühe | 50 Gramm Kürbis | 50 Gramm Zucchini | Salz | Pfeffer | 1/2 TL Oregano | 1 Kirschtomate | 10 Gramm Feldsalat | 1 EL geröstet Mandeln | 1 EL Kürbiskernöl | 1 EL Orangensaft

Zubereitung:

Den Quinoa in der Brühe aufkochen und für 20 Minuten ohne Hitze zugedeckt ziehen lassen. In die Bowl füllen. Kürbis und Zucchini klein schneiden und im Kürbiskernöl knackig anrösten. Ebenfalls in die Bowl geben. Mit Tomate und Feldsalat garnieren, mit gerösteten Mandeln bestreuen, salzen, pfeffern und mit Oregano verfeinern. Zuletzt mit dem Orangensaft übergießen.

ORIENTALISCHE KAROTTENSUPPE MIT KORIANDER PESTO

4 Portionen
500 gr Karotten
500 ml Gemüsebrühe
200 ml pflanzliche Sahne
50ml Orangensaft
3 Schalotten
1 Bund Suppengemüse
½ Bund Koriander
1 cm frischer Ingwer
etwas Muskatnuß
etwas Kardamom
etwas Chilipulver

Für das Pesto
1 Handvoll Walnüsse
1 Bund Koriander
1 Knoblauchzehe
3 EL Walnussöl

Hacken Sie zuerst die Schalotten grob und dünsten Sie sie dann in einem großen Topf in etwas Olivenöl an. Putzen Sie danach das Suppengemüse. Schneiden Sie es in große Stücke und geben Sie es in den Topf hinzu. Lassen Sie nun alles miteinander braten.

Währenddessen können Sie die Karotten waschen und samt Schale in Scheiben schneiden. Geben Sie die Karotten dann ebenso in den Topf hinzu.

Dann schneiden Sie den Ingwer klein. Sobald das Gemüse im Topf gut angebraten ist, können Sie den Ingwer dazu geben und alles mit der Gemüsebrühe aufgießen. Lassen Sie alles leicht köcheln, solange bis die Karotten weich geworden sind.

Während die Suppe nun schön vor sich hin köchelt, haben Sie Gelegenheit, um das Pesto zuzubereiten. Vermengen Sie hierfür einfach alle angeführten Zutaten in einem Mixer, wenn Sie keinen Mixer haben genügt natürlich auch ein Pürierstab. Mixen Sie alles klein, bis ein cremiges Pesto entsteht.

Wenn die Suppe fertig geköchelt hat, pürieren Sie den Topfinhalt mit dem Pürierstab zu einer cremigen Masse. Verfeinern Sie diese mit dem Orangensaft und der pflanzlichen Sahne. Die Suppe schmecken Sie dann noch mit den Gewürzen je nach Geschmack ab.

Bevor Sie die Suppe servieren, rühren Sie das Pesto vorsichtig in die Suppe ein.

BIRCHER MÜSLI

Zubereitungszeit: 5 Minuten

Portionen: 2

Zutaten:
- 200 ml Hafermilch
- 1 Karotte
- 1 sauren Apfel
- ½ TL Zimt
- 2 TL Hanfsamen
- 2 EL Mandelmus
- ¼ TL Kardamom
- 2 TL Kürbiskerne
- 1 Stück Ingwer
- 1 TL Pistazienkerne
- 8 EL Haferflocken

Zubereitung:
Hafermilch mit Haferflocken vermischen und für 1 Stunde im Kühöschrank ziehen lassen.
Karottem Apfel und Ingwer schälen und reiben. Anschcließend mit den Haferflocken, Kardamom und Zimt vermengen und auf zwei Schüsseln aufteilen.
Mit Hanfsamen, Mandelmus, Kürbiskernen und Pistazien garnieren.

DINKELBROT

Portionen: **4** - VORBEREITUNG: **10 MINUTEN** – ZUBEREITUNG: **20 MINUTEN**   Reichhaltig

Dieser Pfannkuchen enthält sehr viele gesunde Zutaten und schmeckt einfach köstlich

Braten
- 235ml Mandelmilch
- 15ml Zitronensaft
- 1 EL Leinsamen
- 60g Weizenmehl
- 1 TL Backpulver
- ¼ TL Natron
- Etwas Salz
- 1 Banane
- 3 EL Brauner Zucker
- 2 EL Kokosöl
- 1 TL Vanilleextrakt
- 60g Walnuss
- 1 EL Ahornsirup
- 1 Banane, geschnitten

44)

1) Zitronensaft mit Milch in einer Schüssel vermischen.
2) Leinsamen z.B. in einer Kaffeemühle vermahlen.
3) Mehle, Leinsamen, Backpulver, Natron, Salz und Zimt in einer separaten Schüssel mischen.
4) Eine reife Banane mit einer Gabel zerdrücken und mit Zucker, Kokosöl, Vanille zu der Milch geben. Alles miteinander vermischen.
5) Mehlmischung dazugeben und zu einem Teig vermengen. Walnüsse zerkleinern und Nüsse der Pfannkuchenmischung hinzufügen. 15 Minuten ruhen lassen.
6) Pfannkuchen wie gewöhnlich braten.
7) Mit Ahornsirup und Bananenscheiben servieren.

45)

Kalorien: 343; Fett: 20g; Kohlenhydrate: 26g; Ballaststoffe: 7g; Protein: 14g

JAPANISCHE RAMEN-NUDELN

Nährwerte: Kalorien: 166,2 kcal, Eiweiß: 6,7 Gramm, Fett: 5,9 Gramm, Kohlenhydrate: 20,4 Gramm

Für eine Portion benötigst du:
1 rote Zwiebel
1/2 Paprika, gelb
50 Gramm Brokkoli
2 Champignons
1 EL Sesamöl
80 Gramm Ramen-Nudeln
100 ml Gemüsebrühe
etwas Sojasauce
1 Messerspitze Chilipulver
1 EL Koriander, gehackt

So bereitest du dieses Gericht zu:
Das Gemüse klein schneiden und im Sesamöl anrösten. Die Ramen-Nudeln hinzugeben und mit der Brühe aufgießen. Bei kleiner Hitze für 5 Minuten köcheln lassen und mit Sojasauce, Chili und Koriander abschmecken.

BÄRLAUCHSUPPE

Nährwerte:

- Kalorien: 35,9 kcal
- Eiweiß: 3 Gramm
- Fett: 1 Gramm
- Kohlenhydrate: 3,6 Gramm

Für eine Portion benötigst du:

- 20 Gramm Bärlauch
- 1 Salbeiblatt
- 20 Gramm Erbsen
- 1 Prise Natron
- 150 ml Gemüsebrühe
- Salz und Pfeffer
- etwas Limetten Abrieb
- 50 ml Mandelmilch

So bereitest du dieses Gericht zu:

Alle Zutaten in einen Topf geben und für 8 Minuten köcheln lassen. Mit dem Zauberstab pürieren und anrichten. Wer möchte, kann die Suppe mit fein gehacktem Bärlauch garnieren.

GEFÜLLTE VEGANE CANNELLONI

Für: 4 Personen
Schwierigkeitsgrad: einfach
Dauer: 55 Minuten Gesamtzeit

Zutaten

300g tiefgekühlter oder frischer Blattspinat
2 Zehen Knoblauch
250g fester Tofu
2 EL Kokosöl
1 Spritzer Zitronensaft
1 gehäufter EL Hefeflocken
Salz, Pfeffer
2 EL rein pflanzliche Margarine
2 EL Mehl (zB Dinkelmehl)
400ml ungesüßte, pflanzliche Milch (Mandelmilch)
Salz, Pfeffer, Muskatnuss
1 Packung vegane Cannelloni
100g geriebener, veganer Käse

Zubereitung

Zuerst den Spinat mit ganz wenig Wasser entweder blanchieren oder auftauen. Danach das Wasser wieder ausdrücken und den Spinat fein hacken.
Den Knoblauch schälen, dann pressen und zugeben.
Für den Ricotta den Tofu fein zerbröseln und mit dem Öl, Zitronensaft, Hefeflocken vermischen und mit Salz abschmecken. Zum Spinat geben und vermischen. Noch mal abschmecken.

Für die Sauce Bechamel die Margarine in einem Topf zerlassen, das Mehl zugeben und unter rühren kurz bräunen.

Mit der Mandelmilch aufgießen, gut mit einem Schneebesen glatt rühren, würzen und kurz köcheln lassen, bis es eindickt.

Den Boden einer Auflaufform mit etwas Sauce Bechamel bedecken.

Die Cannelloni mit der Spinatmasse mit einem kleinen Löffel füllen und in die Form schichten. Die restliche Sauce darüber gießen.

Bei 180°C Ober-/Unterhitze für 30min zugedeckt (entweder mit Deckel, notfalls mit Alufolie) backen, dann den Käse drüberstreuen und ohne Deckel für weitere 10min bei 200°C backen bis sich eine schöne Käsekruste bildet.

VEGANE PIZZA MIT PAPRIKA

Für 2 Portionen
Zubereitungszeit: 60 Minuten
Schwierigkeitsgrad: leicht

Zutaten:
200 Gramm Dinkelmehl
250 Milliliter lauwarmes Wasser
½ Packung frische Hefe
2 Esslöffel Olivenöl
1 Prise Zucker
1 Prise Salz
2 Esslöffel vegane Margarine
4 Esslöffel Hefeflocken
3 Teelöffel Weizenmehl
1 Teelöffel Senf
100 Milliliter vegane Tomatensauce
1 halbe rote Paprikaschote
Einige eingelegte Pfefferschoten
2 Zwiebeln
Einige entsteinte Oliven
Rosmarin, Oregano

Zubereitung:
1. Mehl sieben, eine Mulde hineindrücken, Hefe hineingeben, 100 Milliliter lauwarmes Wasser, Salz und Öl dazugeben, Teig bereiten und 30 Minuten ruhen lassen.

2. Paprika in Streifen und die Zwiebel in Ringe schneiden. Pfefferschoten in Ringe schneiden. Teig durchkneten, mit Tomatensauce bestreichen, Gemüse auf dem Teig verteilen.
3. Margarine erhitzen, 150 Milliliter Wasser dazugeben. Salz, Senf und Hefeflocken hineingeben. Aufkochen lassen und über die Pizza geben.
4. Pizza mit Oregano und Rosmarin würzen. Bei 180 Grad Umluft 30 Minuten backen.

ROTKOHLSALAT MIT ÄPFELN

Ergibt 2 Portionen

Fertig in: 10min Schwierigkeit: leicht

2 Äpfel	Dressing:
½ Rotkohl	3EL Olivenöl
1 Frühlingszwiebel	2EL Apfelessig
1 Karotte	½EL Agavendicksaft
50g gestiftete Mandeln	Salz und Pfeffer

LOS GEHT´S

1. Rotkohl waschen und sehr klein schneiden.
2. Äpfel waschen, entkernen und in kleine Würfel schneiden.
3. Frühlingszwiebel waschen und klein hacken.
4. Alles zusammen mit den Mandeln in eine große Schüssel geben.
5. Für das Dressing: Olivenöl, Apfelessig und Agavendicksaft in ein Schälchen geben, gut vermischen und mit Salz und Pfeffer abschmecken.
6. Dressing zu den restlichen Zutaten geben und alles gut vermischen.
7. Servieren und genießen.

CHIA-PUDDING MIT BEEREN (LOW CARB)

Pudding mag sich im ersten Augenblick nicht besonders gesund anhören – ist es in diesem Fall aber, lecker, gesund und kohlenhydratarm.

Schwierigkeitsgrad: leicht
Portionen: 2
Zubereitungsdauer: 10 Minuten
Ruhezeit: 15 Minuten oder über Nacht

ZUTATEN

80 g Chiasamen
200 ml Hafermilch
Beeren, frisch oder tiefgekühlt
Sojajoghurt
Ahornsirup / Walnusssirup
Mandelblättchen, geröstet
Sonnenblumenkerne, geröstet

Zubereitung

Zunächst die Chiasamen in eine Schüssel geben und mit der Hafermilch übergießen. Beides zusammen dann mit Frischhaltefolie abgedeckt über Nacht in den Kühlschrank geben, sodass die Chiasamen sich mit der Hafermilch vollsaugen können und so bis zu einem vierfachen Volumen zunehmen. Am Morgen dann die Beeren entweder aus dem

Tiefkühlfach nehmen und auftauen lassen oder eben das frische Obst mundgerecht zurecht schneiden. Die Beeren dann über dem Chiapudding verteilen und Sojajoghurt hinzugeben.

Um dem Pudding ein wenig Süße zu verleihen das Ganze mit Ahorn- beziehungsweise Walnusssirup verfeinern.

Wer mag, kann nun noch in einer Pfanne ohne Fett Mandelblättchen oder auch Sonnenblumenkerne anrösten und diese ebenfalls über dem Pudding verstreuen.

BANANE MIT MANDELMUS

Wer sagt, dass Rezepte immer kompliziert und langwierig sein müssen? Bananen sind recht reich an Kohlenhydraten aber eine kleine Banane ist durchaus mal drin. Alternativ kannst du aber auch Erdbeeren oder Apfelstücke nehmen. Ich liebe diesen Snack wenn ich Lust auf etwas süßes habe oder dringend schnelle Energie brauche.

Zutaten:

1 Banane oder einige Beeren oder 1 Apfel

1 EL Mandelmus oder anderes Nussmus wie Erdnussmus

Zubereitung:

1. Banane schälen und in das Mandelmus dippen. Das schmeckt auch sehr lecker, wenn das Nussmus erwärmt wird.

GEMÜSEPASTA MIT PESTO

Zubereitungszeit: 25 Minuten
2 Portionen

Zutaten:
300 g Zucchini
200 g Möhren
200 g frischer Babyspinat
100 g frischer Basilikum
50 g Pinienkerne
2 EL Olivenöl
½ unbehandelte Zitrone
Salz

Zubereitung:

Zucchini waschen und mit einem Spiralschneider verarbeiten. Möhren waschen, schälen und ebenfalls mit einem Spiralschneider verarbeiten. Wer keinen Spiralschneider besitzt, kann das Gemüse einfach halbieren und danach in dünne Streifen schneiden. Somit entstehen dann keine Spaghetti, aber Bandnudeln.
Salzwasser in einem Topf zum Kochen bringen und die „Nudeln" darin für 4-6 Minuten garen.
In der Zwischenzeit Spinat und Basilikum waschen, welke Blätter entfernen und in einen Standmixer geben. Zitrone gut abbrausen und etwa 1 TL der Schale abreiben. Den Saft danach auspressen. Zitronensaft,

Zitronenabrieb gemeinsam mit den Pinienkernen und dem Olivenöl ebenfalls in den Standmixer geben. Gut durchmixen, bis das Pesto die gewünschte Konsistenz angenommen hat. Mit Salz abschmecken.
Gemüsenudeln abgießen und gemeinsam mit dem Pesto auf zwei Tellern oder in zwei Schälchen anrichten und servieren.

KÜRBISSUPPE

Kalorien: 194,8 kcal | Eiweiß: 6,3 g | Fett: 10,2 g | Kohlenhydrate: 18 g

Zubereitungszeit: 15 Minuten

Zutaten für eine Portion:

1/2 rote Zwiebel | 150 Gramm Hokkaido Kürbis | 1/2 TL Paprikapulver edelsüß | 1 TL Kokosöl | 200 ml Gemüsebrühe | Salz | Pfeffer | eine Prise Anispulver | 1 EL geröstete Kürbiskerne | 1 TL Kürbiskernöl | 1 TL Kerbel gehackt

Zubereitung:

Zwiebel und Kürbis klein schneiden und zusammen mit dem Paprikapulver im Kokosöl anrösten. Mit der Brühe aufgießen, salzen, pfeffern und mit Anis abschmecken und für 10 Minuten kochen lassen. Mit dem Stabmixer pürieren, anrichten und mit Kernöl beträufeln und mit Kerbel bestreuen.

ROTKRAUT-SUPPE MIT MARONI & PREISELBEEREN

4 Portionen
1 Beutel gegarte Maroni
½ mittelgroßes Rotkraut
1 l Gemüsebrühe
1 mittelgroße Zwiebel
2 EL Preiselbeermarmelade
etwas pflanzliche Sahne
etwas Salz
etwas Pfeffer

Schneiden Sie die Zwiebel und das Rotkraut in feine Streifen und kochen Sie beides dann zusammen mit 1 EL der Preiselbeermarmelade in der Gemüsebrühe für etwa 15 Minuten weich.
Wenn alles schön weich ist können Sie das Gemüse mit dem Stabmixer fein pürieren. Schmecken Sie mit Salz und Pfeffer ab und servieren Sie die Suppe dann mit etwas Sahne, Preiselbeermarmeladeklecksen und zerbröselten Maroni schön angerichtet.

FLAMMKUCHEN MIT CHAMPIGNONS

Zubereitungszeit: 15 Minuten

Portionen: 2

Zutaten:
- 1 rote Zwiebel
- Salz und Pfeffer
- 80 g Mandelmus
- 1 Pck. Veganen Flammkuchenteig
- ½ Bund Schnittlauch
- 8 Champignons
- 1 TL Zitronensaft
- 60 ml Wasser

Zubereitung:

Ein Backblech mit Backpapier auslegen und den Ofen auf 180°C vorheizen.

Den Teig auf einem Backblech ausrollen.

Pilze putzen und in Scheiben schneiden. Zwiebel schälen und in Ringe schneiden.

Wasser, Zitronensaft und Mandelmus vermischen und würzen.

Den Teig dann mit der Mandelmuß Maße bestreichen und mit Pilzen und Zwiebeln belegen.

Für 15 Minuten backen lassen und zum Schluss mit gehacktem Schnittlauch bestreuen.

APFELBROT

Portionen: **8** - VORBEREITUNG: **10 MINUTEN** – ZUBEREITUNG: **90 MINUTEN** Einfach

Das fruchtige Apfelbrot können Sie sowohl zum Frühstück, zum Tee oder als Snack genießen.

- 3 Äpfel
- 50g Walnuss
- 50g Haselnuss
- 50g Mandeln
- 100g, getrocknet
- 120g Cranberry, getrocknet
- 80g Agavensirup
- 1 TL Zimt
- ½ TL Gewürznelken
- 1 EL Kakaopulver
- 2 EL Apfelsaft
- Etwas Salz
- 15g Weinsteinbackpulver

1) Äpfel waschen, entkernen und grob raspeln
2) Nüsse und Mandeln mit einem Messer hacken
3) Aprikosen und Cranberrys ebenfalls zerkleinern.
4) Vorbereitete Zutaten in eine Schüssel geben und mit Agavensirup, Nelken, Zimt, Kakaopulver und Apfelsaft mischen. Über Nacht ruhen lassen
5) Backofen auf 150-160°C vorheizen.
6) Mehl, Salz und Backpulver zu den restlichen Zutaten geben und alles durchkneten.

7) Teig halbieren und darauf Laibe formen und auf ein Backblech platzieren.
8) Im Ofen 1 ½ Stunden backen.

Kalorien: 302; Fett: 8g; Kohlenhydrate: 47g; Ballaststoffe: 11g; Protein: 12g

KLARE ASIA-SUPPE

Nährwerte: Kalorien: 127,2 kcal, Eiweiß: 4,8 Gramm, Fett: 6,8 Gramm, Kohlenhydrate: 10,9 Gramm

Für eine Portion benötigst du:
je 1/4 rote und gelbe Paprika
1/4 Möhre
1/2 Chili
1/2 TL Kokosöl
50 Gramm Tofu
80 Gramm Reisnudeln
200 ml Gemüsebrühe
1 Limettenblatt
1 TL Sojasauce
1 Messerspitze Zucker
2 Scheiben Ingwer
1 EL Koriander, grob gehackt

So bereitest du dieses Gericht zu:
Das Gemüse klein schneiden und im Kokosöl anrösten. Mit der Brühe aufgießen und diese mit Limettenblatt, Sojasauce, Zucker und Ingwer würzen. Tofu würfeln und zusammen mit den Reisnudeln in die Suppe geben. Für 6 Minuten köcheln lassen, anrichten und mit Koriander bestreuen.

STEIRISCHER BACK-TOFU- SALAT

Nährwerte:

- Kalorien: 399,9 kcal
- Eiweiß: 15,8 Gramm
- Fett: 20 Gramm
- Kohlenhydrate: 36,3 Gramm

Für eine Portion benötigst du:

- 50 Gramm Feldsalat
- 2 Kirschtomaten
- 1 gekochte Kartoffel
- Salz und Pfeffer
- 1 EL Apfelessig
- 2 EL Wasser
- Majoran
- 100 Gramm geräucherter Tofu
- 2 EL Hafermilch
- 1 EL Maismehl
- 1 EL Kürbiskerne grob gerieben
- 3 EL Paniermehl
- Öl zum Frittieren
- 1 EL Kürbiskernöl

So bereitest du dieses Gericht zu:

Die Tomaten halbieren und die Kartoffel in Scheiben schneiden. Mit dem Feldsalat vermengen und mit Salz, Pfeffer, Apfelessig, Wasser und Majoran marinieren. Den Tofu leicht salzen und das Maismehl mit der Hafermilch verquirlen. Den Tofu durchziehen und im Paniermehl und den Kürbiskernen wälzen. Im heißen Öl für 2 Minuten frittieren und abtupfen. Auf dem Salat anrichten und mit dem Kürbiskernöl beträufeln.

PAD-THAI-SALAT

Für: 2 Personen
Schwierigkeitsgrad: einfach
Dauer: 15 Minuten Gesamtzeit

Zutaten

1 Zucchini
2 große Karotten
1 rote Paprika
90 g Rotkohl
120 g Edamame (wahlweise auch Tofu)
3 Frühlingszwiebeln
1 Teelöffel Sesamsamen
1 Teelöffel Hanfsamen
50 g Mandelmuß
2 Esslöffel Limettensaft
2 Esslöffel Tamari (wahlweise auch Sojasauce)
2 1/2 Teelöffel Ahornsirup
1/2 Esslöffel Sesamöl
1 Teelöffel Ingwer
1 Knoblauchzehe

Zubereitung

Zucchini mit einem Spiralschneider zu Zucchini-Nudeln verarbeiten. Paprika und Rotkohl in dünne Streifen sowie Frühlingszwiebeln in feine Ringe schneiden. Karotten in Stifte schneiden.

Paprika, Karotten, Zucchini, Rotkohl in einer Schüssel zusammen geben.

Für das Salatdressing Ingwer reiben, Limette auspressen, Knoblauch schälen und fein hacken. Ingwer, Limettensaft, Knoblauch, Mandelmus, Tamari (oder Sojasauce), 2 EL Wasser, Ahornsirup und Sesamöl in einer Schüssel mit einem Schneebesen verrühren. Das Dressing kann anfangs etwas flüssig sein, wird jedoch noch fester, wenn es etwas steht.
Den Rohkostsalat mit Edamame (bzw. Tofu), den Frühlingszwiebeln, Hanf- und Sesamsamen garnieren. Abschließend mit Dressing beträufeln.

TÜRKISCHE PIZZA

Für 8 Portionen
Zubereitungszeit: 1 Stunde
Schwierigkeitsgrad: leicht

Zutaten:
Für den Teig:
1 kg Mehl
650 Milliliter Wasser
1 Packung Frischhefe
1 Esslöffel Salz

Für den Belag:
2 Stangen Porree
1 Zwiebel
3 Tomaten
Salz, Pfeffer, Paprikapulver
Olivenöl
1 Teelöffel getrocknete Minze
50 Milliliter Wasser

Zubereitung:

1. Zutaten für den Teig verkneten und 30 Minuten ruhen lassen. Porree und Zwiebel in Ringe, Tomaten in Scheiben schneiden. Öl erhitzen und Zwiebeln darin anbraten. Tomaten und Porree mitbraten. Gewürze

und Wasser hinzufügen und köcheln lassen, bis das Wasser verdunstet ist.

2. Teig dünn ausrollen und den Belag darauf verteilen. Pizza bei 200 Grad vier bis fünf Minuten backen.

GEMÜSEAUFLAUF

Ergibt 2 Portionen

Fertig in: 40min Schwierigkeit: leicht

2 Paprika	2 EL Sesamöl
2 Zucchini	150ml Kokosmilch
1 Aubergine	1 TL Curry
6 Kartoffeln	Salz und Pfeffer
1 Zwiebel	

LOS GEHT´S

1. Backofen auf 180°C vorheizen
2. Paprika waschen, entkernen, Strunk entfernen und in dünne Streifen schneiden. Zucchini und Aubergine waschen, Strunk entfernen, halbieren und in 1cm dicke Scheiben schneiden. Kartoffeln schälen, waschen und würfeln. Zwiebel schälen und klein hacken.
3. Gemüse in eine Schüssel geben, Kokosmilch und Sesamöl hinzugeben und gut vermischen.
4. Mit Salz, Pfeffer und Curry je nach Geschmack würzen.

5. Gleichmäßig in einer Auflaufform verteilen und ca. 30 Minuten im vorgeheizten Backofen backen.
6. Heiß auf Tellern servieren und Genießen.

MÜSLIRIEGEL MIT AMARANT

Ein knusprig, krosses Frühstück, das auch schnell auf dem Weg einmal gegessen werden kann falls morgens doch einmal die Zeit für ein ausgewogenes Frühstück fehlt.

Schwierigkeitsgrad:		leicht
Portionen:	16	Müsliriegel
Zubereitungsdauer:	20	Minuten

Koch-/Backzeit: 30 Minuten

ZUTATEN

30 g Sesamsamen, geschält
40 g Amarant, gepufft
50 g Cranberries, getrocknet
100 g Agavendicksaft
100 g Haferflocken
100 g Rohrohrzucker
2 Esslöffel Margarine, vegan
2 Esslöffel Zitronensaft

ZUBEREITUNG

Im ersten Schritt den Backofen auf 160°C Umluft vorheizen.
Die Haferflocken und die Sesamsamen in eine Pfanne geben und ohne Zugabe von Fett anrösten bis beides eine goldbraune Farbe annimmt.
Derweil die Cranberries fein hacken. Den Agavendicksaft zusammen mit der Margarine und dem Zucker in einen Topf geben und erhitzen. Sobald die Margarine geschmolzen ist den Amarant, die angeröstete Flockenmischung, die gehackten Cranberries und den Zitronensaft hinzugeben und mit dem restlichen Topfinhalt ordentlich verrühren.
Eine Auflaufform mit einer Größe von etwa 18 x 32 Zentimetern zur Hand nehmen und diese mit Backpapier auslegen. Auf dem Backpapier dann die Müslimischung etwa mit einer Dicke von 1 ½ Zentimetern verteilen und für 25 Minuten auf mittlerer Schiene in den vorgeheizten Ofen geben bis das Müsli eine goldbraune Färbung annimmt.
Die Auflaufform aus dem Ofen nehmen und auf einem Kuchengitter für rund 15 bis 30 Minuten auskühlen lassen. Das Müsli dann in 16 etwa gleich große Müsliriegel schneiden und diese dann noch einmal ohne die Auflaufform auf dem Kuchengitter für etwa 1 Stunde auskühlen lassen bis die Müsliriegel gänzlich kalt geworden sind.

SALAT MIT KICHERERBSEN

Der vegane Salat mit Kichererbsen schmeckt nicht nur an heißen Sommertagen sehr lecker und frisch.

Zutaten für 4 Portionen:

480 Gramm Kichererbsen (Dose oder Glas, frische über Nacht einweichen)
4 Möhren
4 Frühlingszwiebeln
1 Gurke
1 Paprika, rot
Salz, Pfeffer, der Saft einer halben Zitrone

Zubereitung:

1. Die Möhren schälen und in kleine Stücke schneiden. DieFrühlingszwiebeln werden in Röllchen geschnitten und die Gurke wird ebenfalls in kleine Stücke geschnitten. Die Paprika in dünne Streifen schneiden.

2. Die Kichererbsen in einem Sieb mit kaltem Wasser abwaschen und alles zusammen in eine Schüssel geben.

3. Nun kommt der Zitronensaft dazu. Mit Pfeffer und Salz abschmecken und die Paprika ebenfalls unterheben.

MILCHREIS WEIHNACHTLICH GEWÜRZT

Zubereitungszeit: 25 Minuten
2 Portionen

Zutaten:

100 g Reis
300 ml Mandelmilch
2 EL brauner Rohrzucker
1 EL Rosinen
½ TL Zimt
¼ Vanilleschote
1 Msp. gemahlener Ingwer
1 Msp. gemahlene Gewürznelken
1 Stern Anis
Salz

Zubereitung:

Wasser in einem Topf aufkochen lassen. Reis hinzufügen und nach Packungsanweisung garen.
In der Zwischenzeit die Mandelmilch in einem separaten Topf erhitzen. Nun den Zucker, die Rosinen, Zimt, Ingwer, Nelken, Anis und sowie eine Prise Salz in die Mandelmilch einrühren. Vanilleschote längs halbieren, das Mark mit einem scharfen Messer

auskratzen und ebenfalls einrühren. Kurz aufkochen lassen.

Reis abgießen und zur gewürzten Mandelmilch dazugeben. Bei niedriger Temperatur für 5-10 Minuten abgedeckt köcheln lassen.

Topf vom Herd nehmen und den Anis entfernen.

Milchreis in zwei Schälchen oder auf zwei Tellern anrichten und warm oder kalt servieren.

BULGURSALAT

Kalorien: 367,6 kcal | Eiweiß: 11 g | Fett: 8,8 g | Kohlenhydrate: 58,7 g

Zubereitungszeit: 70 Minuten

Zutaten für zwei Portionen:

60 Gramm Bulgur | 150 ml Gemüsebrühe | 1 rote Zwiebel | 50 Gramm Stangensellerie | 1/2 rote Spitzpaprika | 1 Chili | 3 EL Mais | 1/4 Gurke | Salz | Pfeffer | 2 EL Minze gehackt | 1 EL Koriander gehackt | Saft einer Zitrone | 2 EL Olivenöl

Zubereitung:

Den Bulgur in der Brühe aufkochen und ohne Hitze für 20 Minuten ziehen lassen. Danach für eine halbe Stunde gut auskühlen lassen. Zwiebel, Stangensellerie, Paprika, Chili und Gurke kleinschneiden und zusammen mit dem Mais in einer Schüssel vermengen. Mit Salz, Pfeffer, Minze, Koriander, Zitronensaft und Olivenöl würzen. Den Bulgur unterrühren und anrichten.

GRILL-KOHLRABI

4 Portionen
2 Knollen Kohlrabi
etwas Öl
eine Prise Salz
eine Prise Pfeffer

Schälen Sie zuerst den Kohlrabi und schneiden Sie ihn dann in etwa einen halben Zentimeter dicke Scheiben. Bestreichen Sie den Kohlrabi dann mit Öl und salzen und pfeffern Sie ihn nach Geschmack.
Danach kommt der Kohlrabi auf den Grill, solange bis sich leicht braune Grillspuren abzeichnen. Wenden Sie den Kohlrabi gelegentlich. Warm & kalt ein Genuss!

COUSCOUS MIT MANDELN

Zubereitungszeit: 15 Minuten

Portionen: 4

Zutaten:
- 100 g Datteln
- 200 g Couscous
- 60 g TK Erbsen
- Salz und Pfeffer
- 1 Bund Minze
- 350 ml Gemüsebrühe
- 60 g Mandeln
- 2 EL Olivenöl

Zubereitung:
Erbsen für 2 Minuten kochen lassen. Datteln klein schneiden. Mandeln und Minzblätter hacken.
Brühe aufkochen lassen und den Couscous damit übergießen. Anschließend für 6 Miunten quellen lassen.
Mandeln auf einer Pfanne ohne Öl anrösten. Couscous mit allen anderen Zutaten vermengen und mit Salz, Pfeffer, Mandeln und Olivenöl abschmecken.

SPINAT UND BOCKSHORNKLEE

Portionen: 4 - VORBEREITUNG: **10 MINUTEN** – ZUBEREITUNG: **15 MINUTEN** Fingerfood

Schmeckt super und ist sehr reichhaltig. Bockshornklee und Spinat enthalten viel Vitamin K, welches die Knochen unterstützt.

Braten

- 225g frischer Spinat
- 225g Bockshornklee
- 210g Mehl
- 1 grüne Chilischote, fein gehackt
- ½ TL gemahlener roter Pfeffer
- 1 ½ TL Salz
- ½ TL gemahlener schwarzer Pfeffer
- 185ml Wasser
- Rapsöl zum Frittieren

1) Die Stängel am unteren Spinatbund abschneiden. Spinat waschen und fein hacken.

2) Die unteren Stängel vom Bockshornklee abschneiden und gründlich waschen. Fein hacken.

3) Spinat und Bockshornklee absieben.

4) Mehl, Chilischote, Pfeffer, Salz und Wasser in eine Schüssel geben. 2 Minuten vermischen, bis eine Masse entsteht. 15 Minuten ruhen lassen.

5) Spinat und Bockshornklee hinzufügen und mit Hand mischen. 10 Minuten ruhen lassen.

6) Öl in einer Pfanne geben. Teig mischen und ein EL vom Teig geben.

7) Jeweils 2 ½ Minuten pro Seite frittieren. Mit dem restlichen Teig auch durchführen.

Pro Portion: Kalorien: 159; Fett: 5g; Kohlenhydrate: 20g; Ballaststoffe: 3g; Protein: 18g

KNUSPRIGE GRÜNKERNLAIBCHEN

Nährwerte: Kalorien: 271,2 kcal, Eiweiß: 9,4 Gramm, Fett: 7,2 Gramm, Kohlenhydrate: 40,4 Gramm

Für eine Portion benötigst du:
50 Gramm Grünkern-Schrot
80 ml Gemüsebrühe
1/4 Möhre, geraspelt
1 EL Mais
1/2 Stange Staudensellerie, geraspelt
1 EL Sojaflocken
1 EL Weizenkleie
1 Messerspitze Ingwer, gerieben
1 Messerspitze Kümmel, gemahlen
1/2 TL Majoran
Salz und Pfeffer
1 TL Maismehl
1 EL Petersilie
Öl zum Backen

So bereitest du dieses Gericht zu:
Alle Zutaten vermengen und aufkochen lassen. Vom Herd nehmen und abkühlen lassen. Mit feuchten Händen Laibchen formen und diese im Öl backen oder frittieren.

FOCACCIA MIT OLIVEN

Nährwerte:

- Kalorien: 997,3 kcal
- Eiweiß: 6 Gramm
- Fett: 22,7 Gramm
- Kohlenhydrate: 185,9 Gramm

Für eine Portion benötigst du:

Für das Brot:

- 250 Gramm Mehl
- 150 ml lauwarmes Wasser
- 8 Gramm Hefe
- 1 Prise Zucker
- 1/2 TL Salz
- 2 EL Olivenöl
- 1 TL Grieß

Für den Belag:

- 2 getrocknete Tomaten
- 10 Oliven
- 1 TL Thymian
- 1 TL Rosmarin fein gehackt

- 2 Knoblauchzehen fein gehackt

So bereitest du dieses Gericht zu:

Alle Zutaten für das Brot gut miteinander verkneten und für 30 Minuten bei Zimmertemperatur quellen lassen. Ein weiteres Mal durchkneten, kurz gehen lassen, halbieren und auf etwa 1 cm ausrollen. Mit den Zutaten für den Belag belegen und auf ein Backblech legen. Bei 200° Celsius für 20 Minuten backen.

FALAFEL LUNCHBOX MIT HUMMUS UND SALAT

Für: 2 Personen
Schwierigkeitsgrad: normal
Dauer: 45 Minuten Gesamtzeit

Zutaten

1 Dose Kichererbsen (à 256 g)
0,5 Bund Petersilie
0,5 Bund Koriander
1 Zehe Knoblauch
1 rote Zwiebel
1 TL Backpulver
4 EL Protein Flakes
1 EL Kokosöl
2 gehäufte EL Hummus
150g Cocktailtomaten
100g Gurke, entkernt
10 schwarze Oliven
1 Bund Petersilie
1 rote Zwiebel
1 EL Olivenöl
1 EL Apfelessig
Salz, Pfeffer
25g Walnüsse
20g Coconut Chips (nach Geschmack)

Zubereitung

Ofen auf 180 Grad vorheizen.

Kichererbsen mit Petersilie, Koriander, Knoblauch, Zwiebel, Backpulver, Protein Flakes, Kumin, Salz und Pfeffer in einem Mixer oder Stabmixer grob mixen. Mit der Hand 8 Falafeln formen.

Backpapier auf ein Backblech legen und mit etwas Kokosöl bestreichen.

Die Falafeln auf das Backpapier geben und ebenfalls mit etwas Kokosöl bestreichen.

Für knappe 35 Minuten im Ofen goldbraun backen.

Tomaten in die Hälfte schneiden. Gurken würfeln. Die Oliven in Scheiben schneiden und die Petersilie und Zwiebel fein hacken.

Nun alles in eine Schüssel geben und mit Salz, Pfeffer, Apfelessig und Olivenöl vermengen.

4 Falafeln und den Hummus in eine Box geben. Die andere Hälfte mit dem Salat befüllen.

Walnüsse und Coconut Chips als Snacks verstauen.

MAROKKANISCHE BOWL

Für 4 Portionen
Zubereitungszeit: 90 Minuten
Schwierigkeitsgrad: leicht

Zutaten:
400 Gramm Kichererbsen
400 Milliliter Gemüsebrühe
400 Gramm Dosentomaten
100 Gramm Rosinen
2 Zwiebeln
3 Knoblauchzehen
1 Aubergine
3 Esslöffel Tomatenmark
2 Teelöffel Zimt
1 Teelöffel Salz
1 Teelöffel Kümmel
1 Teelöffel gemahlener Ingwer
½ Teelöffel Paprikapulver
1 Teelöffel Kurkuma
2 Avocados
½ Bund Koriander
½ Bund Minze
2 Esslöffel Olivenöl
2 Esslöffel Zitronensaft
1 Teelöffel Agavendicksaft
200 Gramm Couscous
125 Gramm Sojajoghurt
2 Esslöffel Granatapfelkerne

1 Handvoll Mandeln
2 Esslöffel Kokosöl

Zubereitung:
1. Aubergine in Stücke schneiden, Kichererbsen abgießen, eine Zwiebel und den Knoblauch hacken, die andere Zwiebel in Achtel schneiden.
2. Etwas Kokosöl erhitzen, Zwiebel und Knoblauch andünsten. Aubergine, Tomatenmark und Salz dazugeben, 5 Minuten andünsten. Ablöschen mit 300 Milliliter Gemüsebrühe. Tomaten dazugeben, aufkochen lassen. Alles bei geringerer Hitze 20 Minuten kochen lassen und restliche Gemüsebrühe dazugeben.
3. Kichererbsen und Hälfte der Rosinen dazugeben und weitere 10 Minuten kochen.
4. Couscous zubereiten und mit den restlichen Rosinen mischen. Avocados in Würfel schneiden, Kräuter hacken. Aus den restlichen Zutaten ein Dressing bereiten. Couscous mit den Auberginen und dem Dressing anrichten.

GEMÜSEREIS-KOHLPFANNE

Ergibt 2 Portionen

Fertig in: 20min Schwierigkeit: leicht

125g Bio-Vollkornreis
2 Karotten
250g Champignons
½ Kohl

1 Schalotte
1EL Zitronensaft
1TL Sesamöl
Salz und Pfeffer

LOS GEHT´S

1. Reis nach Packungsanleitung zubereiten.
2. Karotten waschen, schälen und in kleine Stücke schneiden.
3. Champignons gründlich waschen und in Scheiben schneiden.
4. Kohl waschen und klein schneiden.
5. Schalotte schälen und klein hacken.
6. Sesamöl in einer Pfanne erhitzen und Schalotte goldbraun anbraten
7. Karotten und Champignons mit etwas Wasser hinzufügen und 2 Minuten köcheln lassen. Dann den Kohl und Zitronensaft hinzufügen und so lange kochen bis der Kohl weich ist.

8. Anschließend Reis und Gemüse zusammenfügen und gut vermischen. Mit Salz und Pfeffer abschmecken.
9. Auf Tellern servieren und genießen.

BROTSALAT

Ein sommerlicher Salat der besonderen Art, der durch Oliven, Rucola und Tomaten besonders geschmackvoll wird und sich auch gut zum Mitnehmen eignet.

Schwierigkeitsgrad: mittel
Portionen: 2
Zubereitungsdauer: 30 Minuten

ZUTATEN

20 g Oliven, schwarz und entsteint
50 g Kapernäpfel
50 g Rucola (alternativ Babyspinat, Friséesalat oder rote Mangoldblätter)
70 g Ciabatta (alternativ Roggenbrot)
150 g Kirschtomaten
200 g Salatgurke
½ Teelöffel Zucker
2 Teelöffel Dijonsenf
1 ½ Esslöffel Sherryessig
2 ½ Esslöffel Olivenöl
2 Stiele Basilikum
1 Knoblauchzehe
1 Paprikaschote, gelb
1 Zwiebel
Salz
Pfeffer

Zubereitung

Zunächst die Paprika unter fließendem lauwarmen Wasser abspülen, dann mithilfe eines Sparschälers dünn schälen, die Paprika vierteln, dabei das Kerngehäuse entfernen und den Rest der Paprika in möglichst dünne Streifen kleinschneiden.

Die Gurke ebenfalls mit einem Sparschäler schälen und der Länge nach in zwei Hälften schneiden. Mithilfe eines Teelöffels die Kerne entfernen und die halbierten Gurken jeweils in dünne Scheiben schneiden oder alternativ mit einer Reibe verarbeiten und mit einer kleinen Menge Salz würzen.

Dann die Zwiebel schälen und in zwei Hälften schneiden, diese dann ebenfalls in möglichst dünne Streifen schneiden. Den Knoblauch hingegen erst schälen und dann fein zerhacken.

Anschließend das Dressing zubereiten, indem der Essig mit dem Salz, dem Senf und dem Pfeffer ordentlich vermengt wird. Dabei immer wieder ein wenig mehr der 2 Esslöffel Öl nachgießen und erneut unterrühren.

Das Dressing dann über die Gurkenscheiben, Paprika- und Zwiebelstreifen sowie den gehackten Knoblauch geben, alles miteinander vermengen und erst einmal durchziehen lassen.

Derweil das Brot in grobe Stücke schneiden und in eine Pfanne geben, dort ohne die Beigabe von Fett anrösten bis die Brotstücke goldgelb werden, dann aus der Pfanne entnehmen und erst einmal beiseite stellen.
In der Zwischenzeit den Rucola unter fließendem lauwarmen Wasser abwaschen und trocknen. Gleiches mit dem Basilikum wiederholen, diesem dann die Blätter vom Stiel zupfen und zusammen mit dem Rucola in kleine Stücke rupfen.
Im Anschluss die Tomaten ebenfalls zunächst abwaschen und dann trocknen. Das übrig gebliebene Öl in eine Pfanne geben, auf Temperatur bringen und die Tomaten als Ganzes im heißen Öl für rund 3 bis 4 Minuten anbraten bis sie eine dezent bräunliche Färbung annehmen und beginnen aufzuplatzen.
Die Tomaten dann mit Salz, Pfeffer und Zucker würzen und zum übrigen Salat geben. Den Bratensatz der Tomaten danach mit 2 Esslöffeln Wasser verdünnen und zusammen mit den beiseite gestellten Brotwürfeln, dem Basilikum und dem Rucola ebenfalls in den Salat geben und noch einmal alles ordentlich miteinander vermengen.
Die Kapernäpfel kurz abspülen, trocknen und mit den Oliven über dem Salat verteilen.

PINK SMOOTHIE ZUM MITNEHMEN

Wer sagt das vegane Smoothies immer grün sind? Dieser pinke Smoothie ist jedenfalls auch sehr gut zum Mitnehmen geeignet und schenkt neue Energie unterwegs.

Zutaten:
Etwa 125 Gramm Himbeeren (TK)
1 Banane
Kerne von ½ Granatapfel
2 TL Moringa in Pulverform
Je nach Geschmack etwas Zimt
Wasser zum Auffüllen

Zubereitung:
Mixe jetzt alles im Mixer so durch, dass ein einheitlicher Drink entsteht. Fülle Wasser je nach Höhe des Mixers hinzu. Nach Wunsch kannst du den Smoothie auch ein wenig süßen und dann in einen Becher zum Mitnehmen füllen.

FALSCHES HUMMUS

Zubereitungszeit: 10 Minuten
2 Portionen

Zutaten:
1 kleine Zucchini
1 TL Knoblauchöl
1 TL Olivenöl
1 TL Ahornsirup
1 TL Zitronensaft
2 TL Sesam
Frischer Basilikum
Salz und Pfeffer

Zubereitung:
Zucchini waschen, schälen und mit einer Reibe fein raspeln.
Die beiden Öle mit dem Ahornsirup und dem Zitronensaft in eine Schüssel füllen und die Zucchini dazugeben. Mit einem Stabmixer pürieren und mit Salz und Pfeffer abschmecken.
Basilikum waschen, trocken schütteln und fein hacken.
Basilikum und Sesam unter das Hummus heben und mit Brot oder FODMAP-armen Gemüse wie Paprika oder Karotten servieren.

GEFÜLLTE TOMATEN MIT SCHWARZEM REIS

Kalorien: 225,2 kcal | Eiweiß: 11,2 g | Fett: 8,5 g | Kohlenhydrate: 24,5 g

Zubereitungszeit: 40 Minuten

Zutaten für eine Portion:

1 große Fleischtomate | 20 Gramm schwarzen Reis | 50 ml Gemüsebrühe | 1 TL Haselnüsse gehackt | Salz | Pfeffer | eine Prise Bockshornklee | 20 Gramm veganer Mozzarella zum Bestreuen

Zubereitung:

Von der Tomate den Deckel abschneiden und aushöhlen. Den schwarzen Reis mit der Gemüsebrühe und den Haselnüssen verrühren und mit Salz, Pfeffer und Bockshornklee abschmecken. Die Tomate damit befüllen und in eine Auflaufform geben. Mit dem veganen Mozzarella bestreuen und im Dampfgarer für 30 Minuten bei 100° Celsius garen. Du kannst die Tomate auch im Backofen bei 130° Celsius für 25 Minuten garen.

GEMÜSEBRÜHE

Eine Gemüsebrühe herzustellen ist ganz einfach. Dafür kann man verschiedenes Wurzelgemüse, Kartoffeln, aber auch Pflanzenteile, die von der Vorbereitung einer anderen Mahlzeit übriggeblieben sind, verwenden, zum Beispiel die Enden einer Zucchini, Pilzstiele, Möhrenschalen und dergleichen.

Im Grunde kann alles verwendet werden, was Gemüse ist. Die Gemüsebrühe kann in Gläsern abgefüllt im Kühlschrank aufbewahrt werden. Man kann sie aber auch in einem passenden Gefäß einfrieren.

2 Portionen
Suppengemüse (beispielsweise Möhren, Sellerie und Petersilienwurzeln)
1 Kartoffel
1 Handvoll Pilzstiele
1 Zwiebel
3 Petersilienstängel

Alle Zutaten putzen, waschen und grob schneiden. Gemüse in einem Topf mit Wasser bedecken und etwa eine Stunde bei niedriger Temperatur kochen lassen. Anschließend die Mischung durch ein Sieb seihen. Die Brühe kann für viele vegane Gerichte verwendet werden.

KICHERERBSENSALAT MIT BROKKOLI

Zubereitungszeit: 15 Minuten

Portionen: 2

Zutaten:
- ½ Brokkoli
- 1 Dose Kichererbsen

Für das Dressing:
- Salz und Pfeffer
- 1 Stück Ingwer
- 2 EL Wasser
- 1 EL Rapsöl
- 1 TL Senf
- 1 TL Agavendicksaft

Zubereitung:
Brokkoli waschen und in Röschen teilen. Dann in einem Dampfgerät für 10 Minuten dämpfen.
Kichererbsen abtropfen lassen, in eine Schüssel geben und mit den gedämpften Brokkoli vermischen.
Ingwer schälen hacken und mit Agavendicksaft, Rapsöl, Senf, Wasser Salz und Pfeffer vermischen. Das fertigr Dressing über die Brokkoli und Kichererbsen gießen, vermischen und servieren.

KÜRBIS KOHL SABZI

Portionen: **2** - VORBEREITUNG: **15 MINUTEN** – ZUBEREITUNG: **8 MINUTEN** Einfach

Servieren Sie diese Beilage zu einem indischen Gericht. Es eignet sich gut zu Dhal oder Reis.

Kochen
- 2 EL Sonnenblumenöl
- 1 TL Nigella Samen
- Daumengroßen Stück Ingwer, gerieben
- 2 Knoblauchzehen, gerieben
- 200g Kürbis, geschält und in Würfel geschnitten
- 200g Kohl
- 1 TL Kurkuma
- 1 TL gemahlener Koriander
- 1 TL gemahlener Kreuzkümmel
- 1 TL Chiliflocken
- 2 TL Limettensaft

66)

1) Öl in einer Pfanne erhitzen und Nigella-Kerne hinzufügen. Nach etwas Zeit Ingwer und Knoblauch hinzufügen. Für1 Minute kochen.

2) Kürbis, Kohl, Gewürze und 1 TL Salz dazugeben. Mit einem Spritzer Wasser mischen.

3) Pfanne mit einem Deckel abdecken

4) 7-8 Minuten bei schwacher Hitze dünsten lassen.

5) Limettensaft dazugeben und servieren.

67)

Pro Portion: Kalorien: 99; Fett: 6g; Kohlenhydrate: 6g; Ballaststoffe: 3g; Protein: 2g

PAD THAI

Nährwerte: Kalorien: 195,3 kcal, Eiweiß: 9,6 Gramm, Fett: 13 Gramm,

Kohlenhydrate: 8,4 Gramm

Für eine Portion benötigst du:
80 Gramm breite Reisnudeln
2 Knoblauchzehen, gehackt
70 Gramm Tofu, gewürfelt
1 EL Öl
1/2 TL Rohrzucker
1 Chili
1 EL Sojasauce
1 EL Erdnüsse, gehackt
10 Gramm Sojasprossen
1 Frühlingszwiebel, grob gehackt

So bereitest du dieses Gericht zu:
Die Reisnudeln kurz in heißem Wasser einweichen. Knoblauch, Tofu und Chili im Öl anbraten und die Nudeln hinzugeben. Mit Rohrzucker, Sojasauce und Erdnüssen verfeinern. Für 3 Minuten braten, anrichten und mit der Frühlingszwiebel garnieren.

GRÜNES THAI- CURRY

Nährwerte:

- Kalorien: 221,8 kcal
- Eiweiß: 3,5 Gramm
- Fett: 1,5 Gramm
- Kohlenhydrate: 47,1 Gramm

Für eine Portion benötigst du:

- 1/2 Zwiebel
- 1 TL Currypaste grün
- 200 ml Kokosmilch
- 1/2 Zucchini
- 3 Thai Auberginen
- 50 Gramm Blumenkohl
- 2 Scheiben Ingwer
- 4 Blatt Basilikum
- Sojasauce
- Limettensaft

So bereitest du dieses Gericht zu:

Die Zwiebel hacken und zusammen mit der Currypaste anrösten. Mit Kokosmilch aufgießen und die Paste gut auflösen. Zucchini, Blumenkohl und Auberginen klein schneiden und hinzugeben. Mit Ingwer und Basilikum aromatisieren und mit Sojasauce und Limettensaft abschmecken. Für 7 Minuten köcheln lassen und anrichten.

SPROßEN-SALAT

Für: 2 Personen
Schwierigkeitsgrad: normal
Dauer: 35 Minuten Gesamtzeit

Zutaten

70 g ganze ungeschälte Haselnüsse
200 g Chantenay Karotten
2 Esslöffel Ahornsirup oder flüssiger Honig
1 Esslöffel Avocadoöl
200 g Keimsamenmischung
6 Zweige frische, flache Petersilie

ORANGE & HONIG DRESSING

1 kleine Orange
1 Esslöffel Avocadoöl
2 Teelöffel Ahornsirup oder flüssiger Honig

Zubereitung

Den Ofen auf 180 Grad vorheizen.
Toasten Sie die Nüsse in einer flachen Backform im Ofen für 4 bis 5 Minuten - Sie brauchen sie ein wenig dunkler zu gehen, um den schönen gerösteten Geschmack zu bringen.
Lassen Sie die Nüsse abkühlen und lassen Sie den Ofen an.
Die Möhren darüber verteilen, die kleinen ganz lassen und die größeren längs halbieren. 4 Minuten köcheln lassen und abtropfen lassen.

Die Karotten in eine Bratform geben und mit Ahornsirup oder Honig und Avocadoöl beträufeln.

12 bis 15 Minuten im Ofen rösten. Schütteln Sie die Dose, um sicherzustellen, dass die Säfte die Karotten bedecken, und lassen Sie sie etwas abkühlen (sie werden besser serviert, wenn sie noch warm sind).

Spülen Sie die Keimlinge aus, schneiden Sie die Petersilienblätter klein und mischen Sie sie mit den Haselnüssen und den leicht abgekühlten Karotten in einer Servierschüssel.

Für das Dressing kombinieren Sie die meisten der Orangenschale mit dem Orangensaft, Avocadoöl, Ahornsirup oder Honig und 2 Teelöffel gerissenen schwarzen Pfeffer.

Über den Salat gießen und zum Übergießen werfen. Die restliche Petersilie hacken und darüber streuen und mit der Orangenschale für mehr Schönheit streichen.

SALAT AUS ROTEN LINSEN

Für 4 Portionen
Zubereitungszeit: 30 Minuten
Schwierigkeitsgrad: leicht

Zutaten:
250 Gramm rote Linsen
5 mittelgroße Tomaten
1 Bund Petersilie
1 Esslöffel Olivenöl
Harissa
Zitronensaft
Balsamico
Salz

Zubereitung:
1. Rote Linsen nach Packungsanleitung kochen, abschrecken.
2. Tomaten in Stücke schneiden. Petersilie fein hacken. Alle Zutaten vermischen und Salat ziehen lassen.

TOFU-BOLOGNESE

Ergibt 2 Portionen

Fertig in: 30min Schwierigkeit: leicht

300g Tofu natur	3EL Tomatenmark
1 Zwiebel	500g Dosentomaten
1 Knoblauchzehe	150ml Gemüsebrühe
1 Karotte	Salz und Pfeffer
5EL Sesamöl	

LOS GEHT´S

1. Tofu mit einer Gabel in kleine Stücke hacken.
2. Karotte schälen und in kleine Stücke schneiden.
3. Öl in einer Pfanne erhitzen und den Tofu 5 Minuten anbraten.
4. Alle weiteren Zutaten hinzugeben und 20 Minuten köcheln lassen. Mit Salz und Pfeffer würzen
5. Die fertige Sauce servieren und mit beliebigen Beilagen genießen.

KOKOSNUSS-SPINAT-SUPPE (LOW CARB)

Eine etwas ungewöhnliche aber doch leckere Kombination sind Kokosnuss und Spinat.

Schwierigkeitsgrad: leicht
Portionen: 2
Zubereitungsdauer: 10 Minuten
Koch-/Backzeit: 10 Minuten

ZUTATEN

375 g Babyspinat
150 ml Gemüsebrühe
½ Dose Kokosmilch (400 ml Füllmenge)
½ Zwiebel
Olivenöl
Salz
Pfeffer
Schnittlauch

ZUBEREITUNG

Mit dem Würfeln der Zwiebeln beginnen. Diese dann in ein wenig Olivenöl andünsten.

Den Spinat waschen und im noch nassen Zustand mit in den Topf geben damit er zerfällt.

Dem Ganzen die Gemüsebrühe sowie die Kokosmilch beifügen, unterrühren und für etwa 5 Minuten kochen lassen.

Anschließend mit einem Pürierstab zu einer cremigen Suppe verarbeiten und mit Salz und Pfeffer abschmecken.

Den Schnittlauch fein schneiden und über die Suppe geben.

HASELNUSSKUCHEN MIT SCHOKOLADE

Kuchen in Stücken zum Mitnehmen? Warum nicht - diese Variante kannst du ruhig unterwegs genießen und mit Freunden und der Familie teilen. Das Rezept reicht für 20 Stück - zu groß sollten die Stücke daher nicht ausfallen.

Zutaten:

Für den Boden:

500 Gramm Haselnüsse

100 Gramm Haferflocken (glutenfrei)

12 große Datteln ohne Stein

1 bis 2 EL Rohkakaopulver

100 ml Wasser

1 Prise Salz

Für die Schokoladencreme:

300 Gramm Cashewkerne

4 EL Kokosöl, geschmolzen

6 EL Agavendicksaft

6 EL Kokoscreme (Kokosmus oder die Creme der Kokosmilch, wenn sie im Kühlschrank steht)

5 EL Rohkakaopulver

Zubereitung:

1. Datteln und Haselnüsse im Mixer oder in der Küchenmaschine zerkleinern. Am Ende sollen feine Stücke bleiben. Nun die weiteren Zutaten für den Boden dazugeben und mixen.

2. Den Boden in eine rechteckige Backform füllen, die vorher mit Backpapier ausgelegt wurde. Die Masse

sollte etwa 2 bis 3 cm hoch sein. Mit Backpapier abdecken und kühlen oder einfrieren bis alles fest ist.

3. Für die Creme ebenfalls alle Zutaten im Mixer mischen, bis eine einheitliche Masse entsteht.

4. Die Creme kommt nun auf den Boden. Wieder kühlen und dann im festen Zustand in kleine Stücke schneiden. Der Kuchen hält locker eine Woche, du kannst die Stücke also nach und nach mitnehmen.

KNUSPRIGE RÖSTI

Kalorien: 227,9 kcal | Eiweiß: 3,8 g | Fett: 8,8 g | Kohlenhydrate: 31,9 g

Zubereitungszeit: 20 Minuten

Zutaten für eine Portion:

1 Kartoffel roh geraspelt | 1 Kartoffel gekocht geraspelt| 2 TL Kartoffelmehl | Salz | Pfeffer | eine Messerspitze Paprikapulver scharf | eine Prise Muskatnuss | 1 EL Pflanzenöl

Zubereitung:

Ale Zutaten verkneten und abschmecken. Zu dünnen Rösti formen und diese im heißen Pflanzenöl von beiden Seiten goldbraun braten.

CHILI-QUINOA ONE POT

4 Portionen
Eingelegte Zwiebel
1 rote Zwiebel
3 EL weißer Essig
½ TL Salz
¼ TL Vollrohrzucker

Für das Chili
400 gr gehackte Tomaten
125 gr Mais
250 gr Kidneybohnen aus der Dose
100 gr Quinoa
1 Jalapeño
1 große weiße Zwiebel
1 Karotte
½ rote Paprika
3 EL Olivenöl
20 gr Koriander
1 EL Tomatenmark
1 EL Oregano
1 TL Salz
1 TL dunkles Kakaopulver
1 TL gemahlener Kreuzkümmel
2 Lorbeerblätter
½ TL gemahlener Zimt
½ TL Cayennepfeffer oder Chilipulver, je nach Geschmack
¼ TL gemahlenes Piment

Und
4 EL Sojajoghurt
1 Limette

Legen Sie zuerst die Zwiebeln ein. Hierfür schneiden Sie die rote Zwiebel in feine Streifen und vermengen diese dann mit Salz, Zucker und Essig. Das Gemisch lassen Sie dann für mindestens 20 Minuten ziehen.
Für das Chili schneiden Sie zuerst die Zwiebel in 2 cm große Würfel. Danach geben Sie das Olivenöl in einen heißen Topf und dünsten die Zwiebel darin für etwa 4 Minuten bei mittlerer Hitze glasig.
Danach schneiden Sie die Paprika und die Karotte in etwa 1 cm große Würfel. Entfernen Sie danach das Kerngehäuse der Jalapeño und hacken Sie die Schote fein. Geben Sie nun das Gemüse gemeinsam mit dem Tomatenmark in den Topf, würzen Sie es mit einem halben Teelöffel Salz und lassen Sie es für ca. 5 Minuten schmoren. Rühren Sie dabei gelegentlich um.
Dann rühren Sie Piment, Zimt, Cayennepfeffer, Lorbeerblätter, Oregano und Kumin unter, braten alles für 2 Minuten und löschen es im Anschluss mit den gehackten Tomaten ab.
Danach werden der Mais, der Quinoa und die Kidneybohnen untergemengt. Gießen Sie alles mit 150 ml Wasser auf und würzen Sie mit dem restlichen Salz. Lassen Sie den Topf nun bei mittlerer bis hoher Hitze für weitere 15 Minuten köcheln. Den Topfdeckel dabei leicht auflegen.

Nun zupfen Sie die Korianderblätter und hacken die Stiele fein. Mischen Sie den Kakao gemeinsam mit den gehackten Korianderstielen unter das Chili und lassen Sie es etwa 3 Minuten ziehen.

Beim Anrichten dann mit den Korianderblättern toppen und mit Limettenspalten, den eingelegten Zwiebeln und dem Sojajoghurt servieren. Am besten noch eine scharfe Sauce nach Ihrem Geschmack dazu reichen.

BROKKOLI SALAT

Zubereitungszeit: 5 Minuten

Portionen: 4

Zutaten:
- 1 Apfel
- 250 g Brokkoli
- 1 EL Senf
- 1 Paprika
- 1 TL Kräutersalz
- Etwas Pfeffer
- 25 g Olivenöl
- 30 g Pinienkerne
- 1 TL Agavendicksaft
- 15 g weißer Balsamicoessig

Zubereitung:
Brokkoli in Röschen teilen. Apfel waschen und würfeln. Paprika waschen und ebenfalls würfeln. Alles zusammen dann in eine Schüssel geben.

Agavendicksaft, Olivenöl, Essig und Gewürze in einer Schüssel geben und verrühren. Für 5 Minuten durchziehen lassen.

Das dressing nun über den Brokkoli Salat gießen, vermengen und servieren.

ROHES CHILI MIT CHAMPIGNONS

Portionen: **4** - VORBEREITUNG: **15 MINUTEN** – ZUBEREITUNG: **0 MINUTEN**   Einfach

Dieses Rezept mit Champignons und Bärlauch verfeinert kommt ohne Kochen aus und steht dem Originalrezept in nichts nach

Kochen
- 9 Stk Tomaten, getrocknet
- 3 Stk Tomaten, reif
- 3 Stk Zucht-Chamignon
- 1 Stk Gemüsepaprika
- 8 Stk Oliven, entsteint
- 1 Schalotte
- 1 Maiskolben, geschält
- 1 Petersilie, getrocknet
- 1 TL Bärlauch
- 1 TL Majoran, getrocknet
- 7 Tomaten
- 1 TL Paprikapulver
- 1 TL Chilipulver

1) Getrocknete Tomaten ungefähr 15 Minuten einweichen.
2) Gemüsepaprika, Tomaten und Champignon in kleine Würfel schneiden, Schalotten hacken
3) Maiskörne vom Kolben trennen und beiseitestellen
4) Alle Zutaten außer eingeweichte Tomaten in einen Topf geben und beiseitestellen. ·
5) Eingeweichte Tomaten abtropfen lassen und zusammen mit den restlichen Zutaten im Mixer zur feinen Sauce verarbeiten.
78)

- 1 Gemüsepaprika
- ¼ TL Macis, gemahlen
- 2 TL Rapsöl
- ½ TL Kurkuma
- 1 EL Sojasauce
- 1 Prise Zimt, gemahlen
- 1 TL Basilikum, getrocknet
- 1 TL Bärlauch, getrocknet

77)

Pro Portion: Kalorien: 205; Fett: 12g; Kohlenhydrate: 12g; Ballaststoffe: 1g; Protein: 10g

GEFÜLLTE PAPRIKA

Nährwerte: Kalorien: 240,2 kcal, Eiweiß: 8,4 Gramm, Fett: 1,9 Gramm, Kohlenhydrate: 45,8 Gramm

Für eine Portion benötigst du:
1 rote Paprika
1/2 Tasse Couscous
1/2 Tasse Walnussmilch
1/2 rote Zwiebel
1/2 Stange Staudensellerie
1/2 TL Kräuter der Provence
Salz und Pfeffer
100 Gramm Tomaten
10 Blatt Basilikum

So bereitest du dieses Gericht zu:
Den Couscous mit der Walnussmilch vermengen. Zwiebel und Staudensellerie klein schneiden und mit den Kräutern untermischen. Salzen und pfeffern und die Paprika damit befüllen. Die Tomaten klein schneiden und zusammen mit dem Basilikum in eine Auflaufform geben. Die Paprika darauf setzen und im Ofen für 30 Minuten bei 170 °C backen.

GEGRILLTE AUBERGINEN UND ZUCCHINI

Nährwerte:

- Kalorien: 181,1 kcal
- Eiweiß: 6,5 Gramm
- Fett: 13,7 Gramm
- Kohlenhydrate: 6,6 Gramm

Für eine Portion benötigst du:

- 1 kleine Aubergine
- 1 kleine Zucchini
- 2 Knoblauchzehen
- 1 EL Olivenöl
- Oregano
- Salz und Pfeffer

Für den Dip:

- 20 Gramm Erdnüsse eingeweicht
- 1 EL Soja Joghurt
- 1 Stiel Koriander
- 1 Prise Anispulver

So bereitest du dieses Gericht zu:

Auberginen und Zucchini in 0,5 cm dicke Scheiben schneiden. Knoblauch hacken und mit Olivenöl,

Oregano, Salz und Pfeffer vermengen. Das Gemüse damit marinieren und auf einem Backblech bei 180° Celsius für 8 Minuten backen. Die Erdnüsse mit den restlichen Zutaten für den Dip in den Mixer geben. Mit Salz und Pfeffer abschmecken und zum Gemüse servieren.

VEGANER NUSSZOPF

Für: 8 Personen
Schwierigkeitsgrad: normal
Dauer: 120 Minuten Gesamtzeit

Zutaten

500g Mehl
1Pk Hefe
250ml Sojamilch
30g Zucker
1Prise Salz
60g Margarine
100ml Sojamilch
100g Zucker
1Pk Vanillezucker
0.5TL Zimt
200g Nüsse (gerieben)

Zubereitung

Alle Zutaten für den Teig außer der Margarine in einer Schüssel verkneten. Den Teig zu einer Kugel formen und ruhen lassen.
Währenddessen Backofen auf 180 Grad vorheizen.
Für die Füllung die Milch aufkochen und alle Zutaten in sie einrühren. Alles für 10 Minuten quellen lassen.
Teig hernehmen, ausrollen und die Nussfüllung darauf bestreichen.

Teig aufrollen, in der Mitte mit einer Schere durchneiden und danach die beiden Stränge umeinander drehen.

Nusszopf auf ein mit Backpapier ausgelegtes Backblech legen und nochmal 30 Minuten gehen lassen.

Anschließend 30 Minuten im Backrohr backen.

GEFÜLLTE CHAMPIGNONS

Für 15 Portionen
Zubereitungszeit: 25 Minuten
Schwierigkeitsgrad: leicht

Zutaten:
15 Champignons
150 Milliliter vegane Salsa
3 Esslöffel Kidneybohnen
3 Esslöffel Mais
2 Esslöffel Olivenöl
1 Esslöffel Mehl
100 Gramm veganer Käse, gerieben
Salz, Pfeffer

Zubereitung:
1. Champignons putzen, Stiele und Lamellen entfernen, mit Olivenöl einstreichen.
2. Mais, Kidneybohnen, Salsasauce und Mehl vermischen und mit Salz und Pfeffer würzen.
3. Masse in die Champignons füllen, Käse darüberstreuen. Champignons in der Grillschale bei geschlossenem Deckel 7 Minuten grillen.

ROTE GRÜTZE

Ergibt 4 Portionen

Fertig in: 10min Schwierigkeit: leicht

600g TK-Beeren
1 Glas Sauerkirschen
1 Pkt. Vanillepuddingpulverr

4 Orangen
2 Msp. Stevia

LOS GEHT´S

1. Orangen halbieren und auspressen.
2. Abgetropfte TK-Beeren und Sauerkirschen zusammen mit dem frischen Orangensaft aufkochen und dann vier Minuten köcheln lassen.
3. Puddingpulver und Stevia hinzugeben und nochmals aufkochen lassen.
4. Abgekühlt servieren und genießen.

Wraps mit Paprikasalsa

In der thailändischen Küche findet man häufig Gerichte mit Curry – in diesem Rezept wird das Curry in einer Glasnudelsuppe zubereitet, während Süßkartoffeln den Geschmack abrunden.

SCHWIERIGKEITSGRAD: LEICHT

Portionen: 2
Zubereitungsdauer: 30 Minuten

ZUTATEN

50 g Salat (Kopfsalat, Romanasalat)
200 g Shiitake-Pilze
2 Teelöffel Grill-Gewürzmischung
1 Esslöffel Olivenöl
2 Esslöffel Mayonnaise, vegan
6 Esslöffel Olivenöl
1 Bio-Zitrone
1 Frühlingszwiebel
1 Kartoffel
2 Paprikaschoten, rot
2 Weizentortilla-Fladen
Salz
Pfeffer

Zubereitung

Im ersten Schritt die Füllung zubereiten, dafür zunächst die Kartoffel mithilfe eines Sparschälers schälen und der Länge nach in etwa 4 bis 6 Scheiben schneiden. Diese dann in Salzwasser geben und für rund 8 Minuten kochen bis sie gar sind, das Wasser dann abgießen und die Kartoffelscheiben abtropfen lassen.

Derweil die Shiitake-Pilze vorsichtig mit einem Pinsel reinigen und die Stiele abschneiden. Die Pilzkappen dann in dünne Streifen schneiden und in einer Pfanne mit heißem Öl zusammen mit dem Grillgewürz unter gelegentlichem Rühren für etwa 4 bis 5 Minuten auf mittlerer Hitze braten. Anschließend die Pilze salzen und vorerst beiseite stellen.

Den Backofen auf höchste Stufe einstellen und vorheizen.

Unterdessen dann die Paprika unter fließendem lauwarmen Wasser gründlich abspülen und vierteln. Die Paprikaviertel dann mit 1 Esslöffel Olivenöl einstreichen. Ein Backblech mit Alufolie auslegen und die Paprikaviertel mit der aufgeschnittenen Seite auf die Alufolie legen. Sollte der Backofen eine Grillfunktion besitzen, diese einschalten und die Paprika dann für 5 bis 6 Minuten auf oberster Schiene backen bis die Haut beginnt sich schwarz zu verfärben. Die Paprikaschoten dann umgehend aus dem Ofen nehmen und in ein verschließbares Gefäß geben – dort für 5 Minuten auskühlen lassen.

Währenddessen die Frühlingszwiebel unter fließendem Wasser abspülen, die Enden abschneiden und die Frühlingszwiebel selbst in dünne Ringe schneiden.

Die Zitrone mit heißem Wasser reinigen, trocknen und mithilfe einer Reibe die Schale abhobeln. Die Zitrone dann mithilfe einer Zitronenpresse entsaften.

V. Die Haut der Paprika abziehen und die Paprika selbst relativ grob zerhacken. Die gehackte Paprika dann zusammen mit den Frühlingszwiebelringen, dem Zitronenabrieb und dem Zitronensaft vermischen sowie mit dem Salz und dem Pfeffer würzen.

Den Salat ordentlich waschen, trocknen und grob zerreißen.

Auf den Weizentortillas dann jeweils 1 Esslöffel Mayonnaise verteilen und darauf dann die Kartoffelscheiben im unteren Drittel drapieren. Darüber dann die Salsa, die Pilze sowie abschließend den Salat geben, die Seitenränder einklappen und die Tortillas zu einem Wrap aufrollen.

ERDNUSS-COOKIES

Zubereitungszeit: 35 Minuten
20-25 Kekse

Zutaten:
200 g Haferflocken
100 g Reismehl
100 g Kartoffelmehl
100 g Pflanzenmargarine
100 g Ahornsirup
2 EL Erdnussmus
2 EL geschrotete Leinsamen
4 EL Wasser
½ TL Backnatron
¼ Vanilleschote
Salz

Zubereitung:

Ofen auf 180 Grad Ober- und Unterhitze vorheizen.
Leinsamen mit dem Wasser in einem Schälchen verrühren und zum aufquellen zur Seite stellen.
In der Zwischenzeit die Pflanzenmargarine in einem Wasserbad oder in der Mikrowelle zerlassen. In eine Schüssel geben und mit dem Ahornsirup und dem Erdnussmus verquirlen.

Vanilleschote längs halbieren, Mark mit einem scharfen Messer auskratzen und gemeinsam mit den Leinsamen in die Margarinemischung einrühren.

In einer separaten Schüssel die Haferflocken, Kartoffel- und Reismehl, Backnatron und eine Prise Salz miteinander vermengen. Danach zur Margarinemischung geben und alle Zutaten zu einer homogenen Teigmasse verarbeiten.

Ein Backblech mit einem Stück Backpapier auslegen und den Teig mit einem Löffel portionsweise auf dem Blech verteilen.

Auf mittlerer Schiene für 20-25 Minuten backen.

Aus dem Ofen holen, vollständig auskühlen lassen und servieren oder in einer verschließbaren Box aufbewahren.

PASTA AGLIO E OLIO

Kalorien: 367,2 kcal | Eiweiß: 11,7 g | Fett: 9,4 g | Kohlenhydrate: 56,5 g

Zubereitungszeit: 25 Minuten

Zutaten für eine Portion:

100 Gramm Fettuccine | 3 Zehen Knoblauch | 1/2 TL Ingwer gerieben | 1 getrocknete Chili | 2 EL Olivenöl | 1 EL Petersilie gehackt | Salz | Zitronenpfeffer

Zubereitung:

Die Nudeln kochen und abtropfen lassen. Knoblauch hacken und zusammen mit Ingwer und Chili im Olivenöl goldbraun anrösten. Die Nudeln hinzugeben, Petersilie einrühren und mit Salz und Pfeffer abschmecken.

CRANBERRY BRATAPFEL MIT NÜSSEN

4 Stück
4 Äpfel
75 gr Marzipanrohmasse
50gr Cranberry-Nuss-Mix
2 EL Rum

Hacken Sie zuerst den Cranberry-Nuss Mix grob. Würfeln Sie danach die Marzipanrohmasse und mischen Sie diese mit dem gehackten Cranberry-Nuss Mix sowie mit dem Rum. Waschen Sie dann die Äpfel und schneiden Sie den Deckel ab.
Stechen Sie das Kerngehäuse mit einem Kugelausstecher heraus. Danach verteilen Sie die Nuss-Marzipan Füllung in den ausgehöhlten Äpfeln.
Setzen Sie die Äpfel dann in eine ofenfeste Form und backen Sie sie im vorgeheizten Backrohr für etwa 25 Minuten bei 200° Grad.
Wenn etwa 15 Minuten vergangen sind, können Sie die Apfeldeckel wieder auf die Äpfel legen und alles gemeinsam fertig backen lassen.

MEXIKANISCHER SALAT MIT KIDNEYBOHNEN

Zubereitungszeit: 5 Minuten

Portionen: 2

Zutaten:
- 100 g Kidneybohnen
- 70 g Mais
- 1 Kopfsalat
- 75 g Zwiebel
- 100 g Kirschtomaten
- 1 Lauchstange
- 100 g Paprika
- 100 g Tofu
- Salz und Pfeffer

Für das Dressing:
- 1 Knoblauchzehe, gepresst
- 2 Avocados, zerdrückt
- 60 ml Olivenöl
- 1 gepresste Limette
- 1 EL Salz
- 1 TL Pfeffer
- 1 TL Koriander, gehackt

Zubereitung:
Tofu würfeln und in etwas Öl anbarten, dann mit Salz und Pfeffer würzen. Zwiebel schälen und würfeln.

Kopfsalat waschen und klein schneiden. Mais und Kidneybohnen abtropfen lassen. Paprika waschen, entkernen und in Streifen schneiden. Lauch waschen und in Ringe schneiden. Kirschtomaten waschen und halbieren. Alles zusammen in einer Schüssel vermengen.

Die Zutaten für das Dressing pürieren und über den Salat gießen.

SALAT AUS GERÖSTETEM GEMÜSE

Portionen: **2** – VORBEREITUNG: **15 MINUTEN** – ZUBEREITUNG: **20 MINUTEN**

190°C Backen

- 3 Auberginen
- 6 rote Paprika
- 8 grüne Paprika
- 3 Knoblauchzehen
- 3 EL Apfelessig
- 1 Stück trockene Zwiebel
- 1 EL Granatapfelsirup
- 6 Esslöffel Olivenöl
- 1 TL Salz

92)

1) Auberginen, rote Paprika und grüne Paprika auf ein Backblech mit Backpapier legen.
2) 20 Minuten in einem auf 190°C vorgeheizten Ofen rösten lassen. Das geröstete Gemüse schälen und hacken.
3) Die Zwiebel in Würfelform schneiden und zur Gemüsemischung geben.
4) Den Knoblauch darüber reiben anschließend Granatapfelsirup, Olivenöl, Salz und Essig dazugeben und nochmals mischen und servieren.

Pro Portion: Kalorien: 54; Fett: 2g; Kohlenhydrate: 7g; Ballaststoffe: 0g; Protein: 1g

SAUERAMPFER SUPPE

Nährwerte: Kalorien: 82,9 kcal, Eiweiß: 1,8 Gramm, Fett: 5,3 Gramm,

Kohlenhydrate: 6,5 Gramm

Für eine Portion benötigst du:
1 Zwiebel
1 Knoblauchzehe
1 TL Distelöl
1 EL Apfelessig
200 ml Gemüsebrühe
20 Gramm Sauerampfer
1 Prise Zucker
1 EL Kartoffeln, mehlig, fein gerieben
Salz und Pfeffer
1 Prise Muskat, gemahlen

So bereitest du dieses Gericht zu:
Zwiebel und Knoblauch hacken und im Distelöl anrösten. Mit dem Apfelessig ablöschen und mit der Brühe aufgießen. Sauerampfer, Zucker und die geriebenen Kartoffeln hinzugeben und alles für 8 Minuten köcheln lassen. Mit dem Rührstab pürieren und mit Salz, Pfeffer und Muskat abschmecken.

PILZE IM BACKTEIG

Nährwerte:

- Kalorien: 450,6 kcal
- Eiweiß: 6,6 Gramm
- Fett: 11,7 Gramm
- Kohlenhydrate: 76,8 Gramm

Für eine Portion benötigst du:

- 50 Gramm Kräuterseitlinge
- 50 Gramm Champignons
- 50 Gramm Austernpilze
- 2 EL Maismehl
- 100 Gramm Mehl
- 1/2 TL Backpulver
- 1 Messerspitze Kurkuma
- 1 Prise Ingwerpulver
- Salz und Pfeffer
- 120 ml Wasser
- 1 Liter Öl zum Frittieren

So bereitest du dieses Gericht zu:

Die Pilze in gleichgroße Stücke schneiden und im Maismehl wälzen. Aus Mehl, Backpulver, Kurkuma, Ingwer, Salz, Pfeffer und Wasser einen glatten Backteig rühren und die Pilze durchziehen. Das Öl auf 180° Celsius aufheizen und die Pilze für 2 Minuten darin frittieren.

GEBRATENE ZUCCHINI

Für: 4 Personen
Schwierigkeitsgrad: normal
Dauer: 150 Minuten Gesamtzeit

Zutaten

1Stk Zucchini
1Stk Zitrone (Saft)
0.5Bund Minze
3Stk gehackte Knoblauchzehen
2EL Olivenöl
1Prise Salz
1Prise Pfeffer

Zubereitung

Zunächst die Zucchini waschen und in dicke Scheiben schneiden. Dann die Stücke salzen und pfeffern.
Zucchini einmal noch trocken tupfen und dann mit Olivenöl goldbraun in einer Pfanne braten.
Minze währenddessen in Streifen schneiden. Dann in einer Schüssel eine Schicht Zucchini und darauf die Minze verteilen. Dann mit Koblauch hinzufügen und mit Zitronensaft beträufeln.
Für einige Stunden kaltstellen.
Eignet sich als Beilage aber auch super als Snack.

GLASIERTE PASTINAKENSTÄBCHEN

Für 2 Portionen
Zubereitungszeit: 45 Minuten
Schwierigkeitsgrad: leicht

Zutaten:
2 Pastinaken
100 Milliliter Weißwein
3 Esslöffel Ahornsirup
3 Esslöffel Sonnenblumenöl

Zubereitung:
1. Pastinaken in Stäbchen schneiden. Öl erhitzen und Pastinaken darin ca. 5 Minuten braten. Ahornsirup dazugeben und karamellisieren lassen.
2. Pastinaken darin wenden. Weißwein dazugeben und köcheln lassen, bis der Weißwein verdampft ist.

HIMBEER-ORANGEN-SMOOTHIE
Ergibt 2 Portionen

Fertig in: 10min Schwierigkeit: leicht

300g Himbeeren
150g Sojajoghurt
300ml frisch gepresster Orangensaft
1EL Zucker

LOS GEHT´S
1. Himbeeren mit Sojajoghurt vermengen.
2. Zusammen im Mixer pürieren bis alles eine cremige Konsistenz hat.
3. Orangensaft hinzufügen und mit den restlichen Zutaten durchmischen.
4. Servieren und genießen.

JAMAIKANISCHE KARTOFFELSUPPE MIT ANANAS

Ein gesundes, jamaikanisches Gericht, welches durch die Süße der Ananas zu einem besonderen Geschmackserlebnis wird.

Schwierigkeitsgrad: mittel
Portionen: 2
Zubereitungsdauer: 45 Minuten

ZUTATEN

500 g Kartoffeln, festkochend
125 ml Gemüsebrühe
500 ml Kokosmilch, ungesüßt
½ Teelöffel Zitronensaft
½ Esslöffel Raps- oder Erdnussöl
1 ½ Esslöffel karibisches Curry
½ Bund Koriandergrün
¼ Ananas
½ Lauchstange

Zubereitung

Im ersten Schritt die Kartoffeln mithilfe eines Sparschälers schälen und dann in kleine Stücke schneiden. Den Lauch hingegen zunächst putzen, diesen dann in Ringe mit einer Dicke von etwa 1 Zentimeter schneiden. Die Lauchringe dann in einem Topf mit heißem Öl ein wenig andünsten lassen.

Dann die Kartoffelwürfel sowie das karibische Curry mit in den Topf geben und mit den Lauchringen verrühren. Das Ganze mit Kokosmilch und der Gemüsebrühe ablöschen und solange kochen lassen, bis die Kartoffeln eine bissfeste Konsistenz entwickeln.

Im Anschluss den Zitronensaft mit dem restlichen Topfinhalt vermischen und mit Salz sowie gegebenenfalls dem Cayennepfeffer würzen.

Derweil die Ananas in kleine Stücke schneiden und auf Schaschlikspießen verteilen, welche auch durch das Ananasgrün ein wenig dekoriert werden können.

Danach das Koriandergrün unter fließendem lauwarmen Wasser abspülen und zerhacken. Das gehackte Koriandergrün dann beim Servieren auf der Suppe verteilen und zusammen mit den Ananasspießen anrichten.

GRÜNER START IN DEN TAG

Zubereitungszeit: 10 Minuten
2 Portionen

Zutaten:
250 ml Reismilch
150 g Heidelbeeren
200 g frischer Blattspinat
10 g Ingwer
1 TL Walnussöl

Zubereitung:

Spinat waschen, putzen und in einen Standmixer füllen. Heidelbeeren waschen und den Ingwer schälen. Beides zum Spinat heben und gut durchmixen.
Reismilch und Öl in den Mixer geben und erneut gut durchmixen, bis der Smoothie die gewünschte Konsistenz angenommen hat.
In zwei Gläser füllen und servieren.

SPARGEL MIT SAUCE

Kalorien: 127,4 kcal | Eiweiß: 5,6 g | Fett: 6,9 g | Kohlenhydrate: 9,8 g

Zubereitungszeit: 30 Minuten

Zutaten für eine Portion:

200 Gramm weißen Spargel | 500 ml Wasser | 1 TL Zucker | 2 Scheiben Zitrone | 2 Nelken | 1 TL Salz

Für die Sauce

100 ml Spargelsud | 50 ml Sojasahne | eine Messerspitze Dijonsenf | eine Messer spitze Cayennepfeffer | 2 EL Wasser | 1 TL Maismehl | 2 EL Schnittlauch zum Bestreuen

Zubereitung:

Den Spargel putzen und in einem Sud aus Wasser, Zucker, Zitrone, Nelken und Salz für 10 Minuten kochen. 100 ml vom Sud nehmen und mit Sojasahne und Senf verrühren. Aufkochen lassen und mit Cayennepfeffer würzen. Das Wasser mit dem Maismehl verrühren und in die kochende Sauce einrühren. Ein weiteres Mal aufkochen, zum Spargel servieren und mit

Schnittlauch bestreuen.

ERDBEER-SHAKE MIT SOJAJOGHURT

Zubereitungszeit: 5 Minuten

Portionen: 2

Zutaten:
- 200 g TK Erdbeeren
- 500 g Sojajoghurt
- 1 Handvoll Mandeln
- Xylit zum süßen
- 200 ml Wasser

Zubereitung:
Alle Zutaten bis auf Xylit in den Mixer geben und pürieren.
Dann mit Xylit abschmecken und servieren.

MEXIKANISCHES MAISSALAT

Portionen: **4** – VORBEREITUNG: **15 MINUTEN** – ZUBEREITUNG: **0 MINUTEN**

Vor dem Servieren 30 Minuten marinieren lassen, damit sich der Geschmack intensiviert.

- 3 Frühlingszwiebel, gehackt
- 320g Dose Zuckermais, abgetropft
- 150g Tomaten
- ½ Päckchen Koriander
- 2 Limetten, Schale und Saft
- ½ grüne Chili, gehackt

1) Alle Zutaten in einer Schüssel mit einer Prise Salz gut vermengen 105)

Pro Portion: Kalorien: 44; Fett: 1g; Kohlenhydrate: 7g; Ballaststoffe: 2g; Protein: 0g

ROTE-BETE-RISOTTO

Nährwerte: Kalorien: 449,5 kcal, Eiweiß: 10 Gramm, Fett: 11,5 Gramm, Kohlenhydrate: 73,5 Gramm

Für eine Portion benötigst du:
1/2 Zwiebel
2 Knoblauchzehen
80 Gramm rote Bete
1 TL Öl
80 Gramm Risotto-Reis
150 ml Gemüsebrühe
1 EL Meerrettich, gerieben
1/2 TL Kardamom, gemahlen
Salz und Pfeffer
30 ml Kokosmilch

So bereitest du dieses Gericht zu:
Zwiebel, Knoblauch und rote Bete klein würfeln und im Öl anbraten. Den Reis hinzugeben und glasig werden lassen. Mit der Brühe aufgießen und mit Meerrettich, Kardamom, Salz und Pfeffer würzen. Die Kokosmilch hinzugeben und unter gelegentlichem Umrühren für 30 Minuten bei kleiner Hitze köcheln.

ROTWEIN-TOFU A LA SAUERBRATEN

Nährwerte:

- Kalorien: 220,4 kcal
- Eiweiß: 12 Gramm
- Fett: 10,8 Gramm
- Kohlenhydrate: 11,8 Gramm

Für eine Portion benötigst du:

- 1/4 Möhre
- 20 Gramm Petersilienwurzel
- 20 Gramm Lauch
- 1 TL Öl
- 1 TL Tomatenmark
- 1/2 TL Paprikapulver
- 30 ml Rotwein
- 100 ml Gemüsebrühe
- 1 TL Thymian
- 1 Lorbeerblatt
- 1 Prise Vanillezucker
- 120 Gramm Räuchertofu
- 1 TL Maismehl
- 2 EL Mandelmilch

So bereitest du dieses Gericht zu:

Möhre, Petersilienwurzel und Lauch klein schneiden und im Öl scharf anbraten. Das Tomatenmark und das Paprikapulver mitrösten und mit dem Rotwein ablöschen. Mit der Brühe aufgießen und Thymian, Lorbeerblatt und Vanillezucker hinzufügen. Den Tofu würfeln und hineingeben. Für 10 Minuten köcheln lassen. Das Maismehl mit der Mandelmilch verrühren, in den Sud einrühren, kurz eindicken lassen und servieren.

SCHOKOMOUSSE MIT BEEREN

Für: 6 Personen
Schwierigkeitsgrad: einfach
Dauer: 150 Minuten Gesamtzeit

Zutaten

120g Avocado
120g Banane
30g Haselnussbutter
40g Ahornsirup
10g Kakao
80ml Hafermilch
0.5 Stk Vanilleschote
1 Prise Salz
250g Beeren (gemischt, frisch)
1Stk Sahnekapsel iSi
1 Stk Gourmet Whip (oder iSi Dessert Whip)
1Prise Salz
150g Haferflocken
50g Honig#

Zubereitung

Für die Haferflocken: Den Ofen auf 190° C vorheizen. Die Haferflocken und den Honig vermengen, mit etwas Salz abschmecken und auf ein mit Backpapier ausgelegtes Blech geben. Für 8-12 Min rösten, bis die Mischung goldgelb gebacken ist.

Für das Schokomousse: Die Vanilleschote auskratzen und das Mark mit den restlichen Zutaten, außer den Beeren, in eine Küchenmaschine geben.

Alles fein pürieren und durch ein iSi Trichter & Sieb in einen 0,5 L iSi Dessert Whip oder Gourmet Whip füllen, eine iSi Sahnekapsel aufschrauben und ca. 6-mal schütteln. Den Whip vor dem Servieren 1-2 Stunden kühlen.

Das Mousse mit den Beeren und den Haferflocken anrichten.

TROPICAL SMOOTHIE

Für 3 Portionen
Zubereitungszeit: 15 Minuten
Schwierigkeitsgrad: leicht

Zutaten:
½ Ananas
1 Maracuja
1 Mango
100 Gramm Spinat
70 Gramm Chicoree
70 Gramm Batavia
250 Milliliter Wasser
1 Messerspitze gemahlene Vanille

Zubereitung:
1. Mango und Ananas schälen, Fruchtfleisch zerkleinern.
2. Von der Maracuja das Fruchtfleisch herauslösen. Blattgemüse zerkleinern. Alle Zutaten im Mixer pürieren.

ORANGEN-INGWER-SMOOTHIE

Ergibt 2 Portionen

Fertig in: 10min Schwierigkeit: leicht

300ml Orangensaft
½ Banane
½ Apfel
½ TL Agavendicksaft
1 TL frischer Ingwer
Saft von einer halben Zitrone

LOS GEHT´S
1. Banane und Apfel schälen und in Stücke schneiden.
2. Ingwer schälen und in kleine Stücke schneiden.
3. Zitrone halbieren und auspressen..
4. Alle Zutaten in einen Mixer geben und pürieren.
5. Mit Agavendicksaft und Zitronensaft abschmecken.
6. Servieren und genießen.

REISTOPF JAMAIKANISCHER ART

Wer Reis mag, der wird dieses jamaikanische Gericht in jedem Fall lieben – lecker abgerundet wird es durch eine köstliche Kokosmilch.

Schwierigkeitsgrad: mittel
Portionen: 2
Zubereitungsdauer: 15 Minuten
Koch-/Backzeit: 25 Minuten

ZUTATEN

90 g Reis
200 ml Kokosmilch
200 ml Wasser
½ Dose Kidneybohnen
½ Bund Frühlingszwiebeln
½ Knoblauchzehe
½ Zwiebel
Chilipulver
Currypulver
Gemüsebrühe
Piment
Salz
Pfeffer
Paprikapulver, scharf
Thymian

Zubereitung

Als erstes den Knoblauch und die Zwiebeln schälen, die Frühlingszwiebeln unter lauwarmen fließendem Wasser abspülen und ihre Enden abschneiden. Alle drei Zutaten in kleine Stücke schneiden.

Die Kidneybohnen abgießen, unter fließendem lauwarmem Wasser abwaschen, abtropfen lassen und dann zusammen mit etwa 300 Millilitern Wasser in einen Topf geben und auf mittlerer Hitze köcheln lassen.

Dann alle Gewürze zusammen mit den klein geschnittenen Knoblauch-, Zwiebel- und Frühlingszwiebelstücken in den Topf zu den Kidneybohnen geben und für 5 Minuten köcheln lassen.

Den Reis in ein Sieb geben und unter kaltem Wasser abspülen, dann auch den Reis mit in den Topf geben.

Die Kokosmilch unter den Topfinhalt rühren und im halb zugedeckten Topf für etwa 15 bis 20 Minuten vor sich hin köcheln lassen – dabei gelegentlich umrühren um ein Ansetzen zu vermeiden. Zum Ende hin sollte der Reis sich mit der Flüssigkeit vollgesogen haben und weich geworden sein.

TALER MIT MÖHREN UND PETERSILIENWURZELN

Kalorien: 387 kcal | Eiweiß: 12,9 g | Fett: 19,1 g | Kohlenhydrate: 38,3 g

Zubereitungszeit: 25 Minuten

Zutaten für eine Portion:

1 Karotte geraspelt | 60 Gramm Petersilienwurzel geraspelt | 30 Gramm Kichererbsenmehl | 2 EL Buchweizenmehl | 2 EL Haselnüsse gerieben | etwas Orangenabrieb | 1/2 TL Ingwer gerieben | 1/2 TL Currypulver scharf | eine Messerspitze Kreuzkümmel gemahlen | Salz | Pfeffer | 2 EL Kokosöl zum Braten

Zubereitung:

Alle Zutaten gut verkneten, kurz rasten lassen, abschmecken und zu Talern formen. Diese im heißen Kokosöl beidseitig für je 4 Minuten bei mittlerer Hitze braten.

MATCHA CREAM MIT PISTAZIEN UND NÜSSEN

Zubereitungszeit: 10 Minuten

Portionen: 1

Zutaten:
- 3 EL Pistazien, gehackt
- 3 EL Nussmischung, gehackt
- 3 Bananen, gefroren
- 4 EL Kokoscreme
- 1 TL Vanille
- 1 TL Matcha Pulver

Zubereitung:
Bananen mit Matcha und Vanille pürieren.
Die Kokoscreme zugeben und weiter pürieren, bis die Masse eine cremige Konsistenz hat. Nun die Pistazien zugeben und verrühren.
Die Cream in ein Glas füllen und direkt verzehren.

GRÜNE LINSENSUPPE

Portionen: **4** – VORBEREITUNG: **15 MINUTEN** – ZUBEREITUNG: **20 MINUTEN**   Familienrezept

Zum einem damit die Suppe schneller abkühlen kann und zum anderen, damit die Suppe nicht sauer wird, sollten Sie den Deckel vom Topf abnehmen, sobald die Suppe fertig ist.

Kochen

- 1,5 Tassen eingeweichte grüne Linsen
- 1 Zwiebel
- ½ Tasse Gerstennudel
- 1 EL Tomatenmark
- 1 EL Paprikamark
- 2 EL Minze
- 2 TL Salz

1) Die Linsen herausnehmen, waschen und in einen Topf geben.

2) Die gehackte Zwiebel hinzufügen und mischen. Dann das Wasser dazugeben und kochen lassen.

3) Wenn die grünen Linsen weich sind, die Gerstennudeln und die Minze hinzufügen. 10 Minuten kochen lassen und runter vom Herd nehmen.

Pro Portion: Kalorien: 201; Fett: 3g; Kohlenhydrate: 35g; Ballaststoffe: 6g; Protein: 10g

PIZZA

Nährwerte:

- Kalorien: 935,4 kcal
- Eiweiß: 18,5 Gramm
- Fett: 65,3 Gramm
- Kohlenhydrate: 61,5 Gramm

Für eine Portion benötigst du:

- 150 Gramm veganer Blätterteig
- 50 Gramm passierte Tomaten
- 1 EL Tahini Paste
- Salz und Pfeffer
- etwas Oregano
- 50 Gramm Brokkoli
- 60 Gramm Mozzarella

So bereitest du dieses Gericht zu:

Den veganen Blätterteig auf einem mit Backpapier ausgelegten Backblech ausbreiten und mit den passierten Tomaten bestreichen. Die Tahini Paste darauf verteilen und mit Salz, Pfeffer und Oregano würzen. Mit Brokkoli belegen und mit Mozzarella bedecken. Im Ofen für 15 Minuten bei 200° Celsius backen.

MIT TOFU

Für: 4 Personen
Schwierigkeitsgrad: einfach
Dauer: 45 Minuten Gesamtzeit

Zutaten

300 g Tofu natur
Chinagewürz
6 EL Rapsöl z. B. Teutoburger Raps-Kernöl
Salz nach Belieben
Pfeffer nach Belieben
2 Lauchzwiebeln
1 Fenchelknolle klein
0,5 grüne Paprikaschote
0,5 rote Paprikaschote
8 Partytomaten

Zubereitung

Schüssel herrichten und den Tofu in Würfel schneiden. Dann in eine Marinade aus Chinagewürz, Öl, Salz und Pfeffer einlegen.
Das gesamte Gemüse waschen und in 5cm lange Stücke schneiden. Fenchel schneiden. Paprika schneiden.
Das Gemüse und den Tofu auf Holzspiele stecken und in einer Pfanne mit Öl anbraten.
Chinagewürz, Salz und Pfeffer dazu geben und abschmecken.

CHAI-SMOOTHIE

Für 1 Portion
Zubereitungszeit: 5 Minuten
Schwierigkeitsgrad: leicht

Zutaten:
2 gefrorene Bananen
250 Milliliter Mandelmilch
1 Teelöffel Maca
1 Prise Salz
Je 1 Messerspitze Kardamom, Zimt und Ingwerpulver

Zubereitung:
1. Alle Zutaten im Mixer pürieren.

GEMÜSEPFANNE MIT ERDNÜSSEN UND MANDELN

Eine bunte Gemüsevielfalt trifft auf cremige Erdnuss und knackige Mandeln – eine leckere Harmonie zwischen Frische und dem richtigen Biss durch den Cruncheffekt. Gesund, lecker und dabei auch noch kohlenhydratarm!

Schwierigkeitsgrad: mittel
Portionen: 2
Zubereitungsdauer: 15 Minuten
Koch-/Backzeit: 15 Minuten

ZUTATEN

175 ml Wasser
½ Teelöffel Gemüsebrühe
2 Teelöffel Zitronensaft
4 Teelöffel Sojasauce
2 Esslöffel Erdnussmus
2 Esslöffel Petersilie, gehackt
4 Esslöffel Erdnussöl / Kokosöl oder gemischt
1 Handvoll Mandeln, ganz und geschält
1 Prise Zucker
1 Brokkoli
1 Kohlrabi
1 Paprika
1 Pastinake

2 Möhren
Chiliflocken
Salz

Zubereitung

Im ersten Schritt das Gemüse gründlich unter fließendem lauwarmen Wasser abspülen und es dann schälen sowie in kleine Stücke schneiden.
Die Mandeln dann in einer Pfanne ohne die Zugabe von Fett anrösten bis sie beginnen zu duften sowie sich ein wenig zu bräunen, aus der Pfanne nehmen und beiseite stellen.
Als nächstes das Öl in eine Pfanne geben und auf Temperatur bringen. Im erhitzten Öl dann das Gemüse – ausgenommen die Pastinake – auf mittlerer Hitze unter mehrmaligem Rühren anbraten. Sobald die halbe Garzeit vorüber ist auch die Pastinake hinzugeben. Wer mag kann ein wenig Paprika hineinschneiden.
Hat das Gemüse die gewünschte Bissfestigkeit erreicht das Erdnussmus hinzugeben und mit Wasser auffüllen. Das Ganze ordentlich miteinander verrühren und mit den übrigen Zutaten vermengen. Den Pfanneninhalt abschmecken und abschließend beim Servieren die Mandeln untermengen.

EXOTISCHER OBSTSALAT

Kalorien: 192,6 kcal | Eiweiß: 2,7 g | Fett: 1,2 g | Kohlenhydrate: 41,5 g

Zubereitungszeit: 12 Minuten

Zutaten für zwei Portionen:

1/2 Drachenfrucht | 1 Kaki | 50 Gramm Papaya | 1/2 Mango | 50 Gramm Guave | 2 Maracuja | 1 EL Koriander gehackt | 1 EL Holy Basil gehackt | 2 EL Limettensaft | 1 TL Rum | 2 TL Kokosraspeln geröstet

Zubereitung:

Die Früchte klein würfelig schneiden. Aus der Maracuja, den Kräutern, dem Limettensaft, Rum und den Kokosraspeln eine Marinade rühren. Die Früchte damit marinieren, kurz durchziehen lassen und am besten eiskalt genießen.

KICHERERBSENSUPPE

Portionen: 4 – VORBEREITUNG: **10 MINUTEN** – ZUBEREITUNG: **15 MINUTEN**   Glutenfrei

Prüfen Sie ob die Kichererbsen gar sind, in dem Sie es mit einem Messer durchschneiden. Ist dies problemlos möglich, sind Sie gar und Sie können die Suppe genießen!

Kochen
- 6 Tassen Wasser
- 2 1/2 Tassen Kichererbsen, gekocht eingeweicht über Nacht
- 1 Zweig frischer Rosmarin (oder 1 TL trockener Rosmarin)
- 1TL Tomatenmark
- 1TL Paprikamark
- 2 Knoblauchzehen
- 1 TL Oregano
- 1TL Kreuzkümmel
- 2 TL Salz
- ½ TL Pfeffer

118)
1) Gehackten Knoblauch in einem Löffel Wasser anbraten, Tomaten- und Paprikamark hinzufügen und mischen.
2) Kichererbsen und alle anderen Zutaten hinzufügen.
3) Anschließend genug Wasser hinzugeben und 15 Minuten kochen.
119)

Pro Portion: Kalorien: 188; Fett: 5,5g; Kohlenhydrate: 31g; Ballaststoffe: 0g; Protein: 11g

GEMÜSELAIBCHEN

Nährwerte:

- Kalorien: 174,6 kcal
- Eiweiß: 5,4 Gramm
- Fett: 6,1 Gramm
- Kohlenhydrate: 23,3 Gramm

Für eine Portion benötigst du:

- 1 gekochte Kartoffel
- 1/2 Möhre
- 1/4 Zucchini
- 1/2 Paprika rot
- 1 Prise Muskat gemahlen
- 1 Prise Kümmel gemahlen
- etwas Zitronenabrieb
- Salz und Pfeffer
- Öl zum Braten

So bereitest du dieses Gericht zu:

Kartoffel, Möhre und Zucchini raspeln und die Paprika in Streifen schneiden. Mit Muskat, Kümmel, Zitronenabrieb, Salz und Pfeffer würzen und alles gut verkneten. Mit feuchten Händen zu Laibchen formen und im heißen Öl für je 3 Minuten pro Seite braten.

TOFU-REIS BOWL

Für: 2 Personen
Schwierigkeitsgrad: einfach
Dauer: 30 Minuten Gesamtzeit

Zutaten

2 EL. Sojasauce oder Tamari
2 EL. Reisessig
1 EL. Agave
1 Teelöffel. Sesamöl
1/2 Teelöffel Ingwerpulver
1/2 Pfund extra fester Tofu, abgelassen, für mindestens 30 Minuten gepresst und in 1 Zoll große Würfel geschnitten

Für die Wasabi Tahini Dressing

1/4 Tasse Tahini
1 EL. Reisessig
1 EL. Sojasauce oder Tamari
1/2 EL. Agave
1-2 Teelöffel Wasabipulver oder nach Geschmack
2-3 EL. Wasser

Zum Servieren

2 Tassen gekochter Reis. Sushi-Reis funktioniert gut, aber ich habe nur kurzkörnigen braunen Reis verwendet
1/2 Avocado, in Scheiben geschnitten
8-10 Gurkenscheiben
1 Karotte, julienned
1/2 Tasse Baby Spinat

2 Frühlingszwiebeln, gehackt
1-2 Teelöffel Sesamsamen

Zubereitung

In einer kleinen Schüssel Sojasauce oder Tamari, Reisessig, Agave, Sesamöl und Ingwer verrühren. Fügen Sie Tofu hinzu und werfen Sie, um zu beschichten.
Mindestens 30 Minuten lang marinieren lassen und gelegentlich übergießen.
Backofen auf 200 Grad vorheizen und ein Backblech mit Pergament auslegen.
Ordnen Sie Tofuwürfel in einer einzelnen Schicht auf Backblech an. Backen, bis leicht gebräunt, etwa 30 Minuten, zur Hälfte durchdrehen.
Machen Sie die Wasabi Tahini Dressing
Alle Zutaten in einer kleinen Schüssel verrühren. Nach Bedarf mit Wasser verdünnen.
Teilen Sie Reis unter Schüsseln und übersteigen Sie mit Tofu, Avocado, Gurkenscheiben, Karotte, Babyspinat und Schalotten. Mit Wasabi Tahini Dressing anrichten und mit Sesam bestreuen.

MATCHA-NEGRI-SHAKE

Für 1 Portion
Zubereitungszeit: 5 Minuten
Schwierigkeitsgrad: leicht
Zutaten:
1 Tasse Wassermelonenstücke, gefroren
150 Milliliter Mandelmilch
2 Esslöffel Sesam
1 Teelöffel Matcha-Pulver

Zubereitung:
1. Sesam über Nacht einweichen. Alle Zutaten im Mixer pürieren.

GESCHMACKLICHEN TAGESABSCHLUSS BILDET.

Schwierigkeitsgrad: leicht
Portionen: 2
Zubereitungsdauer: 20 Minuten

ZUTATEN

320 g Spargel, grün
2 Teelöffel Hanfsamen, geschält
2 Esslöffel Kokosöl, cremig
2 Möhren
Käseersatz (Parmesanersatz), vegan
Sprossen (Rote-Bete-Sprossen)
Salz
Pfeffer

Zubereitung

Mit der Vorbereitung des Spargels beginnen – bei der Verwendung von bereits küchenfertig geschnittenen Spargel diesen einfach weiterverwenden, im Falle frischen Spargels diesen unter fließendem lauwarmen Wasser abspülen, ein wenig der Enden wegschneiden und den Spargel dann diagonal in dünne Scheiben schneiden.
Das Kokosöl dann in eine Pfanne geben und auf mittlerer Hitze zerlassen, anschließend darin die Spargelscheiben für etwa 2 Minuten anbraten.

Derweil die Möhren mithilfe eines Sparschälers schälen und mit einem Hobel fein reiben. Die geraspelten Möhren dann mit in die Pfanne zum Spargel geben und für circa 1 Minute mitbraten bevor die Hanfsamen dazugegeben werden. Das Ganze dann mit Salz und Pfeffer würzen sowie den veganen Käse mit dem restlichen Pfanneninhalt verrühren. Wird Parmesan verwendet, wird höchstwahrscheinlich kein Salz notwendig sein.

Den Pfanneninhalt auf Teller verteilen, die Rote-Bete-Sprossen unter fließendem lauwarmem Wasser abwaschen, auf dem Gemüse verteilen und servieren.

PFIRSICH MUS

Kalorien: kcal | Eiweiß: g | Fett: g | Kohlenhydrate: g

Zubereitungszeit: 15 Minuten

Zutaten für zwei Portionen:

2 Pfirsiche geschält und entkernt | 1 EL Puderzucker | 3 EL Sojajoghurt | 3 Thymianblätter | 3 Blatt vegane Gelatine auf Agar Agar Basis | 100 ml vegane Sahne | 1 TL Sahnesteif | 2 TL gehackte Walnüsse geröstet

Zubereitung:

Die Pfirsiche mit dem Puderzucker, Joghurt und Thymian pürieren. Die Gelatine einweichen, ausdrücken und in 50 ml warmer Sahne auflösen. Unter die Pfirsiche rühren. Die restliche Sahne mit dem Sahnesteif aufschlagen und unter das Mus heben. In ein Glas füllen und mit den Walnüssen garnieren.

PILZ KARTOFFEL CURRY

Portionen: 4 – VORBEREITUNG: **15 MINUTEN** – ZUBEREITUNG: **20 MINUTEN**   Fingerfood

In weniger als halbe Stunde zubereitet. Ein schmackhaftes, würziges Gericht

Kochen

- 1 EL Öl
- 1 Zwiebel, grob gehackt
- 1 große Kartoffeln, in kleine Stücke geschnitten
- 1 Aubergine, geschnitten
- 250g Champignons
- 2-4 EL Currypaste
- 150ml Gemüsebrühe
- 400ml fettarme Kokosmilch
- Gehackter Koriander

1) Öl in einem Topf erhitzen und Zwiebel sowie Kartoffel dazugeben. Bei schwacher Hitze 5 Minuten kochen und abdecken.

2) Aubergine und Champignons dazugeben und noch ein paar Minuten kochen lassen.

3) Curry Paste einrühren, Brühe und Kokosmilch darüber gießen. 10 Minuten köcheln lassen.

4) Koriander unterrühren und mit Reis servieren.

Pro Portion: Kalorien: 212; Fett: 15g; Kohlenhydrate: 14g; Ballaststoffe: 3g; Protein: 5g

PANNACOTTA MIT KOKOS

Nährwerte:

- Kalorien: 450,5 kcal
- Eiweiß: 8,1 Gramm
- Fett: 38,2 Gramm
- Kohlenhydrate: 15,1 Gramm

Für eine Portion benötigst du:

- 150 ml Kokosmilch
- 1 EL Zucker
- 1 EL Kokosraspeln
- 1 Messerspitze Vanillemark
- 1/2 TL Agar Agar

So bereitest du dieses Gericht zu:

Alle Zutaten in einen Topf geben und unter Rühren für 2 Minuten kochen lassen. In eine Schale füllen und für 4 Stunden im Kühlschrank fest werden lassen.

PISTOU SUPPE

Für: 4 Personen
Schwierigkeitsgrad: normal
Dauer: 45 Minuten Gesamtzeit

Zutaten

1 Zucchini
1 Karotte
1 Zwiebel
100 g grüne Bohnen
100 g Wirsing
1 Dose gehackte Tomaten
2 El Tomatenmark dreifach konzentriert
1 l Gemüsebrühe
100 g kurze Hohlnudeln
etwas Öl
Salz, Pfeffer

Zubereitung

Zucchini würfeln. Karotte würfeln. Zwiebel fein hacken. Bohnen in 1 cm lange Stücke schneiden. Wirsing in feine Streifen schneiden.

Öl in einem Topf erhitzen und die Zwiebel darin andünsten. Wirsing und grüne Bohnen zugeben und kurz mit anschwitzen.

Tomatenmark einrühren. Mit Brühe und gehackten Tomaten ablöschen. Nudeln zufügen. 10 Minuten köcheln, dabei immer wieder mal umrühren.

Zucchini zugeben und nochmal 5 Minuten köcheln lassen. Mit Salz und Pfeffer abschmecken.

Auf Teller geben und pro Teller einen Tl Basilikum-Pesto auf die Suppe geben. Wer mag, rundet noch mit veganer saurer Sahne ab.

KAROTTEN-ERDNUSS-SUPPE

Für 4 Portionen
Zubereitungszeit: 40 Minuten
Schwierigkeitsgrad: leicht

Zutaten:
700 Gramm Karotten
1 Zwiebel
1 kleines Stück Ingwer
1 Knoblauchzehe
600 Milliliter Gemüsebrühe
400 Milliliter Kokosmilch
2 Esslöffel Olivenöl
4 Esslöffel Erdnussbutter
1 Esslöffel Srirachasauce
1 ½ Esslöffel Curry
Salz, Pfeffer

Zubereitung:
1. Zwiebeln fein würfeln, Ingwer schälen und hacken, Karotten in dünne Scheiben schneiden.
2. Olivenöl erhitzen und Gemüse darin andünsten. Knoblauch würfeln und dazugeben, Curry überstreuen. Gemüsebrühe und Kokosmilch auffüllen, Erdnussbutter dazugeben.
3. Suppe 20 Minuten köcheln lassen und pürieren. Salz, Pfeffer und Srirachasauce dazugeben.

www.ingramcontent.com/pod-product-compliance
Lightning Source LLC
Chambersburg PA
CBHW071831080526
44589CB00012B/981